Gegen Reizhusten ...
Überlebensrezepte für Trainer

Lutz Weigelt

Gegen Reizhusten ...
Überlebensrezepte für Trainer

Bibliografische Information Der Deutschen Bibliothek –
Die Deutsche Bibliothek verzeichnet diese Publikation in der Deutschen Nationalbibliografie; detaillierte bibliografische Daten sind im Internet über <http://dnb.ddb.de> abrufbar.

ISBN 3-8266-1398-8
1. Auflage 2005

Satz und Layout: G&U e.Publishing Services GmbH, Flensburg
Druck: DIP - Digital-Print, Witten

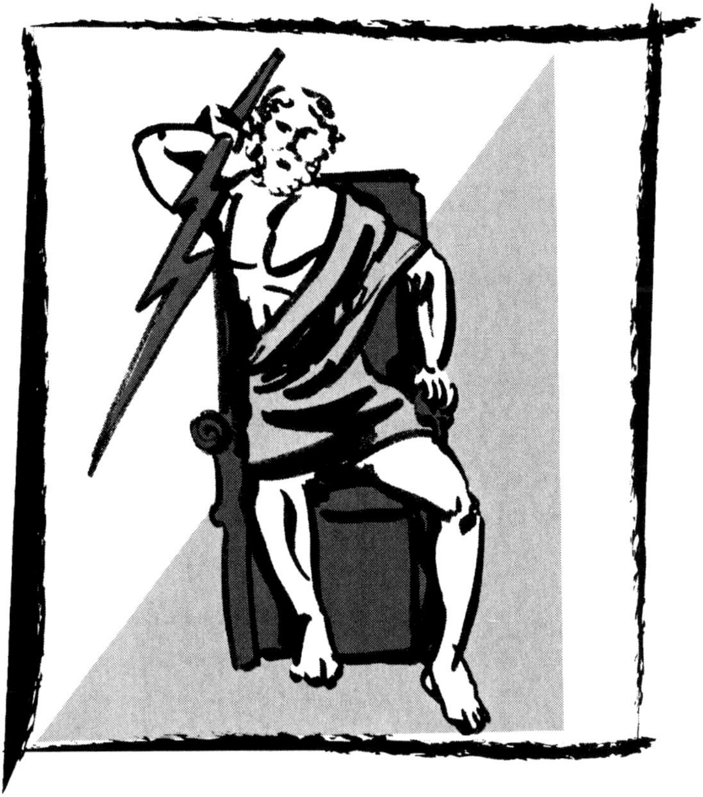

»Salmoneus, des Aeolus und der Inarete Sohn. Er ... führete sich dergestalt stolz und verwegen auf, daß er sich selbst dem Jupiter gleich zu machen suchte. ... Dabey ließ er ... sich eine Brücke von Kupfer bauen, und fuhr mit seinem Wagen darauf herum, wodurch er das Donnern nachäffen wollte. Zugleich warf er brennende Fackeln unter die Leute, ... damit es hiesse, er habe solche mit dem Blitze erschlagen. Allein, als er eine Zeit lang so geschwärmet hatte, so erschlug ihn Jupiter endlich selbst mit dem rechten Blitze.«

Hederich, Benjamin: Gründliches Mythologisches Lexikon, Leipzig, Gleditsch 1770; Reprog. Nachdruck, Darmstadt, Wissenschaftliche Buchgesellschaft 1996, S. 2154

Inhaltsverzeichnis

Danksagung

Ich danke Herrn Magister Michael Eminger aus Wien. Er hat mich 1989 in diese Thematik eingeführt und war über mehrere Jahre mein Lehrmeister.

Vorwort – Für wen ist dieses Buch?

Für Trainer

Nutzen Sie die Tipps in diesem Buch, und das Schulen wird einfacher. Sie haben weniger Vorbereitungszeit, werden souveräner gegenüber Teilnehmern, Auftraggebern und dem Stoff. Sie heben sich deutlich von anderen Trainern ab, die nur ihr IT-Fachwissen als Qualitätsmerkmal vorweisen können. Ihr Berufsleben als Trainer wird stressfreier – dadurch vielleicht auch Ihr Privatleben. Sie erhöhen Ihren Markwert und werden häufiger beauftragt.

Für Chefs von Trainern

Kaufen Sie dieses Buch Ihren Trainern, und machen Sie dadurch Ihren Anspruch deutlich, dass Sie nicht nur hohes IT-Fachwissen, sondern erstklassige methodische Qualität verlangen. Ihre Trainer erhalten bessere Beurteilungen und profilieren sich durch eine deutlich gesteigerte Qualität Ihrer Trainingsabteilung.

Für Einkäufer von Computerschulungen

Kaufen Sie dieses Buch und geben Sie es Ihrem Schulungsanbieter quasi als Pflichtenheft. Halten Sie in Ihrem Auftrag schriftlich fest, dass Sie die in diesem Buch beschriebene Qualität erwarten.[1] Durch die bessere Methodik steigt die Behaltensrate bei den Teilnehmern, und Sie profilieren sich gegenüber Ihren Vorgesetzten durch einen

---

1. Formulierungsvorschlag: »Der Trainingsanbieter sichert zu, dass seine Trainer nach den Grundsätzen des Buchs »Gegen Reizhusten« von Lutz Weigelt ausgebildet sind und dass in seinem Unternehmen eine laufende Qualitätskontrolle und Weiterbildung im Sinne der darin beschriebenen Methodik stattfindet.«

höheren ROI, Return on Investment, für die von Ihnen beauftragten Schulungen.

Für Schulungsteilnehmer

Lesen Sie dieses Buch, und nutzen Sie dann diese ansonsten nervigen Beurteilungsbögen am Ende eines Seminars für wirkliches Feedback, das auch etwas bewirkt. Lernen Sie, schnell zu entscheiden, ob eine Schulung etwas taugt und Sie weiter teilnehmen, oder ob Sie den Tag lieber anders nutzen und gegebenenfalls Ihr Geld zurückverlangen.

Für Lehrer öffentlicher Schulen

Lesen Sie dieses Buch und erneuern Sie damit Ihr Handwerkszeug – egal, ob Sie EDV unterrichten oder etwas anderes. Dass Ihnen in der Pädagogik-Vorlesung einiges Wesentliche nicht beigebracht wurde, haben Sie ja wahrscheinlich schon lange gemerkt. Hier ist das, was fehlte.

Nutzungshinweise

Sie können dieses Buch klassisch von vorne nach hinten durchlesen. Oder wie ein Daumenkino von hinten nach vorne durchbrausen (browsen) und irgendwo hängen bleiben.

Sie können es wahlfrei irgendwo aufschlagen und finden immer einen nützlichen Tipp.

Sie können gezielt über das Inhaltsverzeichnis oder den Index nach einer bestimmten Antwort suchen.

Wenn etwas fehlt, schreiben Sie es mir bitte an
`feedback@richtigITtrainieren.de`.

Vielen Dank und viel Spaß beim Lesen!

... und noch mehr Spaß beim Anwenden!

Einleitung – Worum geht's überhaupt?

Der Satz von Lorenz

Gesagt ist noch lange nicht gehört.

Gehört bedeutet nicht verstanden.

Verstanden bedeutet nicht einverstanden.

Einverstanden bedeutet nicht behalten.

Behalten bedeutet nicht angewandt.

Angewandt bedeutet nicht Verhaltensänderung.

Dieser Satz von Konrad Lorenz (der mit den Graugänsen) steht am Anfang dieses Buchs über Trainings-Methodik, weil er überhaupt erstmal begründet, dass es Methodik geben muss beim Lehren.

Viele IT-Trainer, die nicht methodisch ausgebildet sind, verstehen das Schulen als reines Mitteilen. Ihre gedankliche Grundlage ist das einfache Sender-Empfänger-Prinzip der elementaren Kommunikationstheorie. »Ich brauche dem/der Teilnehmer/in nur zu sagen, dass man kein Enter am Zeilenende drücken darf, und dann wird er/sie es schon sein lassen.« (»Und wenn nicht, dann ist er/sie eben blöd.«)

In Kritik dieses falschen Urteils macht der Satz von Lorenz deutlich, dass Lehren und Lernen in sechs klar erkennbare Schritte zerfällt und dass man sich eine bestimmte Mühe geben muss, wenn man als Lehrende/r Erfolg haben will.

Dieses Sich-Mühe-Geben – das heißt, mit Verstand, zielgerichtet bestimmte Mittel einsetzen, um die von Konrad Lorenz festgestellten Übergänge so glatt wie möglich zu gestalten –, das will ich in diesem Buch unter Methodik verstehen.[1]

Wenn im Folgenden die einzelnen Übergänge erläutert werden, ist das sozusagen eine Kurzzusammenfassung dieses Buchs. Jeder Übergang begründet die Notwendigkeit bestimmter methodischer Techniken. Wie man die jeweiligen Erfordernisse umsetzt und hinbekommt, steht dann auf den restlichen Seiten.

Gesagt ist noch lange nicht gehört

Deshalb ...

- sprechen wir klar und deutlich.
- schalten wir Störgeräusche aus.
- vermeiden wir große Distanzen zwischen Sprecher und Hörer.
- sorgen wir immer wieder dafür, dass wir die volle Aufmerksamkeit unserer Teilnehmer haben und dass sie nichts anderes nebenbei tun.

Gehört bedeutet nicht verstanden

Deshalb ...

- wählen wir eine klare Sprache und kurze Sätze.
- benutzen wir wenige Abkürzungen und nutzen bei Fremdwörtern die Technik der Bedeutungsdoublette.
- geben wir Pausen zum Nachdenken.

1. Einige Leser werden bemerken, dass ich nirgendwo in diesem Buch die verbreitete Zwillingsformel »Methodik-Didaktik« benutze. Für mich ist das eine euphemistische Überhöhung, die nervt. »Unsere Trainer sind methodisch und didaktisch ausgebildet.« lautet die übliche Werbeformel von Schulungsunternehmen. Von wegen! Ich wette, die meisten dieser Trainer können nicht mal den Unterschied zwischen den beiden Begriffen nennen. Didaktik als »Wissenschaft vom Unterrichten« kommt in diesem Buch jedenfalls nirgends vor.

- lassen wir so viel wie möglich praktisch üben.
- benutzen wir viele Illustrationen und Visualisierungen.
- wiederholen wir vieles mit anderen Worten und bieten viel Redundanz in den Methoden.

Verstanden bedeutet nicht einverstanden

Deswegen ...

- machen wir nicht nur Ansagen (»So ist die Regel!«), sondern liefern Argumente (»Diese Regel macht Sinn, weil ...«).
- erklären wir nicht nur, *was* die Teilnehmer *wie* tun sollen, sondern stellen immer den Nutzen, das *Warum* voran.
- lassen wir kritische Fragen zu.
- tolerieren wir die Entscheidung von Teilnehmern, etwas trotz aller Ratschläge doch anders zu machen.

Einverstanden bedeutet nicht behalten

Deswegen ...

- machen wir viele praktische Übungen.
- legen wir viele Wiederholungsphasen ein.
- benutzen verschiedene Techniken der Ergebnissicherung
- und schulen die Teilnehmer auch darin, *wie* sie mitschreiben sollen.

Behalten bedeutet nicht angewandt

Deswegen ...

- arbeiten wir möglichst dicht an Aufgabenstellungen der Teilnehmer.
- schulen wir Lösungen anhand von praxisnahen Szenarien statt Software-Funktionen und -Features.
- erarbeiten wir mit den Teilnehmern, wie sie das Gelernte auf die eigenen Probleme umsetzen können.

Angewandt bedeutet nicht Verhaltensänderung

Deshalb ...

- verzweifeln wir nicht, wenn wir drei Wochen später erfahren, dass ein Teilnehmer doch wieder alles so macht wie vor der Schulung.

Zu guter Letzt und gottseidank ist schließlich immer noch der freie Wille des Menschen vor jeder Verhaltensänderung. Wenn jemand seine 9.000 Adressen dann doch lieber weiterhin in Word verwalten will, dann soll er es halt tun ...

Das Fazit aus dieser ersten kleinen, aber entscheidenden Trainingseinheit: Agieren wir als Trainer und Trainerin immer im Bewusstsein dieser sechs Übergänge und versuchen wir ständig, die einzelnen Transferschritte durch geeignete Methoden zu verbessern! Dann werden wir dieses peinliche Räuspern, auf das der Titel dieses Buchs anspielt, nur selten erleben!

Wir sind Trainer, nicht Dozenten

Oft benutzen Branchenkollegen die Bezeichnung Dozent für ihren Beruf: IT-Dozent oder EDV-Dozent. Davon rate ich ab. Der Begriff stammt von der Uni. Dort ist ein Dozent jemand, der Stoff vorträgt, vorliest. Vor 300 Studenten. Das Gelesene hat Angebotscharakter. Was die Hörer daraus machen, ob sie überhaupt zuhören, ist dem Dozenten in der Regel egal. Ob die Übergänge des Satzes von Lorenz klappen, ist nicht Problem des Dozenten, sondern wird den Studenten aufgelastet.

In einem professionellen IT-Training, für das der Käufer einen ROI, einen Rücklauf, Return für sein Investment erwartet, kann das so nicht sein. Deswegen bezeichnen wir uns lieber als IT-Trainer. Das erinnert nicht an Uni, sondern an Sport. Mit Absicht. Wie ein Leichtathletik-Trainer, der neben seinen Läufern mit dem Fahrrad nebenher fährt und ständig Feedback gibt (»Knie hoch!«), erkennen wir die aktuelle Lernsituation unserer Teilnehmer und steuern und organisieren ihr Lernen. Als IT-Trainer wissen wir genau, wann unsere Teilnehmer eine Ruhephase brauchen und wann wir sie mal wieder mit einem 100-m-Sprint fordern können. Und wir übernehmen die Verantwortung für ihren Erfolg.

Tipp

Ändern Sie also Ihre E-Mail-Signatur entsprechend und lassen Sie auch auf die nächste Auflage Ihrer Visitenkarten lieber »IT-Trainer« drucken.

Was ist eigentlich ein Computer? – Eine Ableitung

Wenn man den Umgang mit Computern unterrichtet, sollte man wissen,was ein Computer eigentlich ist – und das möglichst klar und einfach, möglichst in einem Satz[2] auch ausdrücken können.

Klären wir die Frage in einem Dreischritt:

1. Das englische Verb »to compute« heißt »rechnen«. Wir können im ersten Schritt also feststellen:

Ein Computer ist ein Rechner

2. Man kann auch sagen, er ist eine Rechenhilfe. Es gibt aber viele andere Rechenhilfen: die Rechenschnüre der Indianer, der Abakus der Chinesen, die alten Kurbelrechenmaschinen der vorelektronischen Zeit, die eigenen zehn Finger. Wir kommen einen Schritt weiter, wenn wir uns fragen, was diese Rechenhilfen von einem Computer unterscheidet?

   Die Antwort: Beim Abakus muss man die Kugeln von Hand hin und her schieben. Ein Computer dagegen rechnet *automatisch.*

   Der zweite Schritt der Begriffsbestimmung lautet also:

2. Vgl. Kapitel 4.2.5 – Modultechnik: Die Ein-Satz-Version

Ein Computer ist ein Rechenautomat

3. Aber wieder gibt es andere Rechenautomaten, die sich deutlich von einem Computer unterscheiden. Beispielsweise ein einfacher Taschenrechner, mit dem man addieren, subtrahieren, multiplizieren und dividieren kann. Was unterscheidet so einen Taschenrechner von einem Computer?

   Beim Taschenrechner sind die Rechenarten, die er ausführen kann, vorbestimmt. Sie sind »fest verdrahtet«, auf eine bestimmte Taste gelegt. Diese fest verdrahteten Fähigkeiten sind immer da und können nicht mehr verändert werden.

   Beim Computer ist das nicht so. Da ist überhaupt nichts fest verdrahtet. Wenn man einen Computer ohne Betriebssystem in die Steckdose steckt und einschaltet, piept er nur einmal blöd. Er ist nicht benutzbar. Kann nicht mal 2 und 2 zusammenrechnen.

   Mit Betriebssystem und Software aber kann er alles Mögliche: Rechnen natürlich, aber auch Schachspielen, das Wetter vorhersagen oder Waffen lenken.

   Der Unterschied zu einem Taschenrechner ist also:

Ein Computer ist ein universeller Rechenautomat

   Er ist für keine bestimmte, spezifische Aufgabe vorbestimmt. Mit der richtigen Software kann er alles und jedes – ohne Software kann er nichts.

Das ist also das Ergebnis dieser kleinen Ableitung:

Ein Computer ist ein universeller Rechenautomat[3]

»Na, und?«, fragen Sie jetzt vielleicht. »Was soll das jetzt?« Das soll Folgendes:

3. Das ist die Ein-Satz-Version: Was ist ein Computer? – Ein universeller Rechenautomat.

Tipp

Wenn man verstanden hat, was ein Computer ist, erspart man es sich, allerlei Blödsinn über ihn zu denken oder zu reden.

- Blödsinn ist beispielsweise die Schlagzeile »Deep Blue schlägt Schachweltmeister«. Mit der beliebten Fortsetzung »Für viele Schachspieler ist eine Welt zusammengebrochen. Eine Maschine besiegte den Geist des Menschen!«

  Wenn man weiß, was ein Computer ist, springt einem der hanebüchene Schwachsinn solcher Aussagen ins Auge. Auch Deep Blue konnte nichts anderes als Nullen und Einsen zusammenzählen oder vergleichen. Garry Kasparow hat im Mai 1997 nicht gegen diesen 1,4 Tonnen schweren und acht Jahre alte Schrotthaufen aus Sondermüll verloren, sondern gegen die Entwickler der Hardware und die Programmierer der Software. Wie viel waren es? Zwanzig? Zweihundert? Wie viele Mannjahre Forschung steckten da drin, wenn man alles zusammenzählt? Tausend? Garry Kasparow hat nicht gegen eine Maschine verloren, sondern gegen andere *Menschen*. Gegen ein Team, das ihm ein zahlenmäßig haushoch überlegen war. Kein Wunder!

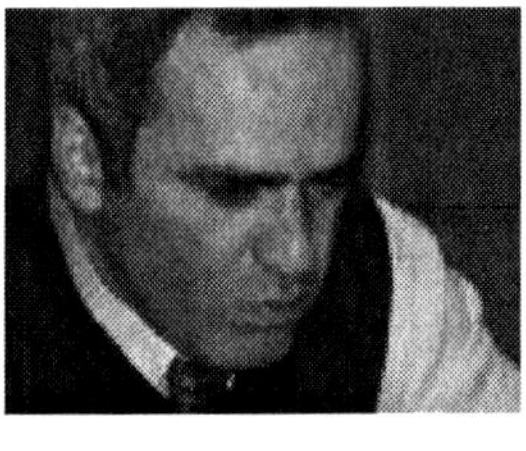

Garry Kasparow – Immer nur gegen Menschen verloren

- Blödsinn ist die Vorstellung, es gäbe so etwas wie »Künstliche Intelligenz«. Vielleicht kennen Sie den Spruch unter Software-Entwicklern »garbage in, garbage out«. Steckt man Müll rein, dann kommt Müll raus. Dieser Mechanismus gilt natürlich auch positiv. Es kommt aus einem Computer immer nur so viel Intelligenz raus, wie vorher hineingesteckt wurde – von Menschen nämlich. Künstlich ist an der »Künstlichen Intelligenz« jedenfalls gar nichts!

- Blödsinn ist auch die Aussage, ein Computer vernichte Arbeitsplätze. Wenn als Resultat einer betriebswirtschaftlichen Kalkulation herauskommt, dass sich der Einsatz einer bestimmten Technologie mehr lohnt als die Weiterbeschäftigung der bisherigen Arbeitskräfte, dann sind es immer Menschen, die letztlich die Entscheidung treffen, dieser Kalkulation auch zu folgen. Ein Computer hat noch nie ein Entlassungsschreiben unterzeichnet.

Mit dem Wissen, was ein Computer ist, gewinnen Sie auch ein besseres Verständnis für Ihre Aufgabenstellung als IT-Trainer. Wenn Sie Ihren Teilnehmern den Umgang mit dem Computer bzw. der Software beibringen, dann vermitteln Sie in Wirklichkeit nicht zwischen einem Abstraktum, dem Computer oder der Software, und Ihren Teilnehmern, sondern Sie vermitteln zwischen *Menschen*! Sie vermitteln eine bestimmte Auffassung, wie eine Aufgabe am praktischsten und bequemsten zu lösen sei (nämlich die Auffassung des Entwicklerteams), mit den Gewohnheiten, Vorstellungen und Vermutungen Ihrer Teilnehmer. Und die haben dann vielleicht ganz andere Auffassungen darüber, was praktisch und bequem ist.

Schuld, wenn etwas nicht klappt oder nicht verstanden wird, ist also nie »der Computer«.

Falsch ist aber auch der arrogante Satz »Das Problem sitzt immer vor dem Computer.« Nein, das Problem besteht zwischen dem, der vor dem Computer sitzt, und all denen, dem Entwicklerteam nämlich, die sozusagen unsichtbar hinter dem Computer sitzen. Zwischen diesem Team und dem einzelnen Anwender findet ein asynchroner Kommunikationsprozess statt. Und Ihre Aufgabe als IT-Trainer ist es, diesen Kommunikationsprozess als Vermittler und Übersetzer zu befördern.

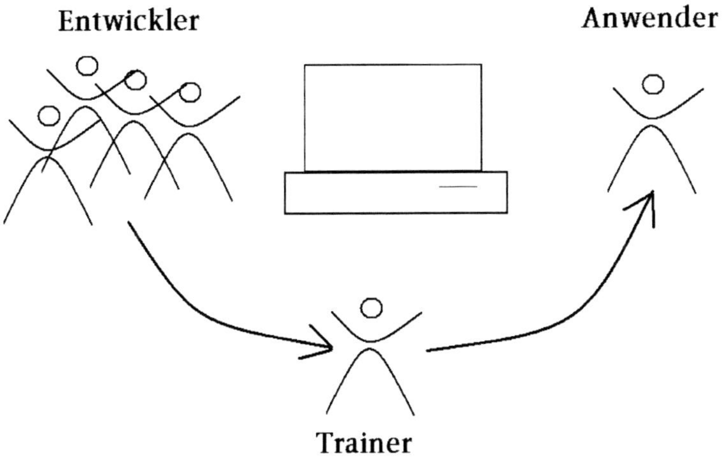

Was wirklich passiert beim Trainieren:
Der Trainer vermittelt zwischen Software-Entwickler und Anwender.

Critical Need Detector

Ich hoffe, Sie denken und reden jetzt ein bisschen abgeklärter über Computer und lassen sich nicht mehr so schnell von Wutanfällen über »diesen blöden Blechtrottel« überwältigen.

Eines müssen Sie aber noch wissen über Computer. Und das sage ich Ihnen jetzt ganz im Vertrauen. Es gibt ein bestimmtes Bauteil, das in allen Computern eingebaut ist, das aber kaum einer kennt. Die Hersteller halten es strikt geheim. Wenn man einen Computer aufschraubt, kann man das Bauteil nicht finden und geschweige denn ausbauen. Es ist unsichtbar. Dieses Bauteil nennt sich

CND – Critical Need Detector

Der Critical Need Detector erkennt, wann Sie den Computer am dringendsten brauchen – und setzt ihn außer Betrieb.

Szene:

Drei Minuten vor einer wichtigen Sitzung in Ihrer Firma, bei der es um alles oder nichts geht. Sie wollten rechtzeitig da sein, sind oberpünktlich losgefahren. Aber: Unfall, ein Laster hat sich quer gelegt,

Mega-Stau. Sie hetzen zu ihrem Arbeitsplatz. Zum Glück haben Sie den Computer über Nacht angelassen. Alle Dateien sind noch so offen, wie Sie sie in der Nacht um 0:30 Uhr zurückgelassen haben. Noch zweieinhalb Minuten. Adrenalin pur. Jetzt nur noch schnell die Kalkulation für den Kunden ausdrucken ...

Was passiert? Der CND schlägt zu. Ein geniales Bauteil! In aller Ruhe und ganz entspannt meldet er: »Fehler! Auf die Datei kann nicht mehr zugegriffen werden.«

Es gibt keine Lösung für dieses Problem. Ich habe Kollegen erlebt, die in solch einer Situation sich ihrem Computer locker schlendernd annähern, dabei eine kleine Melodie pfeifen und dann mit ihm reden. »Du, ehm, eigentlich, ich brauch' jetzt diesen Ausdruck nicht wirklich. Ich komme auch ohne aus. Und es ist mir eigentlich egal, ob wir den Auftrag kriegen oder nicht. Aber vielleicht, wenn du irgendwie gut drauf bist heute, könntest du mich vielleicht die Datei trotzdem ausdrucken lassen.« Es klappt nicht. Es hat noch nie geklappt. Ein CND lässt sich nicht täuschen. Im historischen Kampf Mensch gegen Maschine gewinnt hier immer die Maschine.

Ich kann Ihnen nur einen Tipp geben, wie Sie den CND überlisten können:

Tipp

Lassen Sie es nie so weit kommen! Lassen Sie es nie so weit kommen, dass Sie einen Computer unbedingt und genau jetzt ganz dringend brauchen. Drucken Sie die Datei am Abend vorher!

1

Das wichtigste am Training ist der Trainer

Das ist nicht nur eine Kapitelüberschrift, sondern eine zentrale Aussage dieses Buchs. Man kann die modernste Technik haben, schicke Räume – klimatisiert, das volle Medienprogramm, super-homogene Gruppen und Kekse von Harrods – letztendlich trägt das alles nur dann zum Schulungserfolg bei, wenn der Trainer erstklassig ist. Ein sch... Trainer macht aus allem eine sch... Schulung, never mind the Kekse. Deswegen:

Der einzige Weg zu besseren Schulungen sind bessere Trainer!

Dafür dieses Buch.

1.1 Ein gutes Training ist für mich wie ...

Warum trainieren Sie eigentlich? Warum sind Sie IT-Trainer? Haben Sie auf diese Frage eine plausible Antwort? Sie sollten eine haben! Dies ist ein Beruf mit hohen Anforderungen. Ein bewusstes, klar ausformuliertes Mission-Statement, ein Leitbild, gibt Selbstsicherheit und zeigt den Weg. Hier eine kleine Hilfestellung, wie Sie dazu kommen:

- Ziehen Sie sich eine Stunde an einen ruhigen Ort zurück.
- Sorgen Sie dafür, dass Sie ungestört bleiben.
- Benutzen Sie eine Entspannungstechnik.

- Dann vervollständigen Sie die drei Sätze auf den folgenden Seiten.
  - Seien Sie dabei weniger analytisch, sondern horchen Sie in sich hinein.
  - Was sagt die rechte Gehirnhälfte?
- Werten Sie das Ergebnis aus:
  - Was sagen die Sätze über Ihre Motivation zu schulen?
  - What makes you tick?
  - Was bringt Ihnen Energie?

Ein gutes Training ist für mich wie ...

Als Trainer ist es für mich wichtig, dass ...

Meine Kursteilnehmer sind für mich wie ...

Hier sind meine Antworten:

Ein gutes Training ist für mich wie ...

... Schwimmen in einem See.

Als Trainer ist es für mich wichtig, dass ...

... ich den Teilnehmern immer etwas geben kann.

Meine Kursteilnehmer sind für mich wie ...

... kleine Kinder, die meine Anleitung und meine Betreuung brauchen.

In meinen Train-the-Trainer-Seminaren habe ich die Erfahrung gemacht, dass viele gute Trainer diese Sätze ähnlich vollenden. Meistens kommt irgendwas mit Kraft vor. Sich selbst verausgaben, sich ausprobieren. Es geht zweitens um Helfen oder Geben. Und das Verhältnis zu den Teilnehmern hat bei guten Trainern immer etwas mit Liebe oder mindestens Respekt zu tun.

Lassen Sie die Gedanken, die Sie sich zu den drei Sätzen gemacht haben, eine Weile reifen. Dann setzen Sie sich noch einmal daran und versuchen Sie, sie zu einem beruflichen Mission-Statement, einem Leitbild für Ihre Arbeit zu verdichten. Auch hier wieder der Hinweis: Es geht nicht darum, etwas neu zu konstruieren, was noch nicht da ist. Wenn Sie gerne IT-Trainer sind, dann haben Sie ein Mission-Statement! Vielleicht, ohne dass Sie es wissen. Es geht nur darum, es zu entdecken und schriftlich festzuhalten.

Mein berufliches Mission-Statement ist:

Anderen wachsen helfen!

Auch mit diesem Buch will ich das. Klaro!

1.2 Auf meiner Baseball-Kappe steht ...

So eine Leitbildaussage kann übrigens durchaus Strebens-Charakter haben. Ihr Leitbild sagt, so würden sie gerne sein – aber so sind Sie noch nicht! Tant mieux! Wie langweilig, wenn man sich nicht mehr strecken müsste. Und mit diesem Strebens-Charakter kann ein Leitbild sehr praktische Wirkungen entfalten. Dazu benutzen Sie folgenden Trick:

Tipp

Stellen Sie sich ständig während Ihrer Arbeit vor, Sie trügen eine Baseball-Kappe. Und auf dieser Baseball-Kappe ist vorne für alle sichtbar und gut lesbar Ihr Mission-Statement eingestickt. Die Absicht, die Sie verfolgen, ist damit sofort jedem bekannt, dem Sie begegnen. Da steht zum Beispiel: »Ich bin freundlich und zuvorkommend.« Jeder kann es sehen. Glauben Sie nicht, dass Sie dann auch (fast) immer freundlich und zuvorkommend sind?

Wichtig

Nutzen Sie die positive Wirkung eines Leitbilds! Man wird es merken!

Auf meiner Baseball-Kappe steht natürlich:

Ich helfe Ihnen, sich zu verbessern.

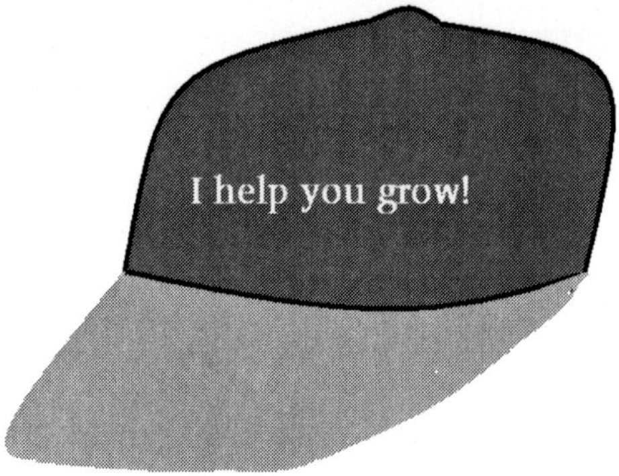

Abbildung 1.1: Mission-Statement

1.3 Die wichtigste Eigenschaft eines Trainers: Vermittlungsinteresse

Hier ein Tipp für Entscheider, die IT-Trainer einstellen oder beauftragen. Klar lassen Sie sich ein Probetraining geben. Das ist selbstverständlich. Always test for skills! Das ist nicht der Tipp. Die Frage ist: Wonach sollen Sie schauen?

Es gibt eine Eigenschaft, die wie ein Gen unabdingbar ist, wenn man ein guter Trainer sein will. Eine Eigenschaft, die da ist oder nicht, die nicht erlernt werden kann und die auch durch dieses Buch nicht angestoßen werden kann. Diese Eigenschaft nenne ich Vermittlungsinteresse. Gemeint ist damit der feste Wille, die Teilnehmer zu verändern. Die Entschlossenheit, dafür zu sorgen, dass die Teilnehmer um 17 Uhr anders aus dem Schulungsraum rausgehen, als sie um 9 Uhr hereingekommen sind.

Woran erkennen Sie als Entscheider dieses Vermittlungsinteresse? Am besten natürlich, wenn Sie selbst Teilnehmer sind.

Wichtig

Will der Trainer etwas von Ihnen als Teilnehmer? Stellt er Ansprüche an Ihren Lernfortschritt? Verlangt er Leistung? Verlangt er, dass Sie sich Mühe geben? Kehrt er um und nimmt Sie wieder mit, wenn Sie zurückbleiben? Will er Sie vorwärts bringen? Will er Sie verändern?

Oder spielt er nur für die Galerie? Ist er einfach nur witzig? Setzt er überwiegend sich selbst in Szene? Versucht er die Teilnehmer von Anfang an auf eine gute Bewertung auf dem Beurteilungsbogen hin zu manipulieren?

Risiko

Wer das Vermittlungsinteresse nicht hat und aus anderen Gründen schult, wird immer nur schlechte Trainings liefern.

1.4 Die fünf Kompetenzen

Vermittlungsinteresse ist das eine. Das ist da oder nicht. Aber es gibt ja noch mehr.

Fragt man herum, welche Kompetenzen, also **erlernbare Fähigkeiten** denn ein guter IT-Trainer haben sollte, dann fallen den meisten nur ein bis zwei ein.

Frage an einen Trainingsanbieter: »Was zeichnet Ihre Trainer aus?« – »Naja, wir haben viele ehemalige Lehrer, sind alles Pädagogen.« Oder: »Sind alle Microsoft zertifiziert, haben Informatik studiert.«

Ähnlich bei neuen Bewerbern, die sich für einen Trainerjob vorstellen: »Warum meinen Sie, dass Sie sich zum Trainer eignen? Was spricht dafür, genau Sie einzustellen?« – »Naja, ich kann gut Excel. Außerdem habe ich früher immer Erste-Hilfe-Kurse bei der DLRG gegeben.«

IT-Fachkompetenz und Vermittlungskompetenz sind also zwei notwendige Qualitäten eines IT-Trainers, einer IT-Trainerin, die den meisten so einfallen.

Das ist richtig. Aber es braucht mehr.

Wir wollen doch Nutzen herstellen. Dazu reicht es nicht, dass wir uns gut in Excel auskennen. Mal sind die Teilnehmer Buchhalter mit kaufmännischen Aufgaben, mal Labormitarbeiter, die chemische Analysen statistisch auswerten wollen. Wir müssen auch die Sache kapieren. Es reicht nicht, nur das Werkzeug Excel zu schulen. Wir müssen auch verstehen, was die Teilnehmer damit überhaupt ausrechnen wollen.

Sachkompetenz in den Aufgabenstellungen der Teilnehmer ist also die dritte Qualität guter Trainer. Entweder sie bringen diese mit, weil sie vorher was anderes waren, am besten eben Buchhalter oder Labormitarbeiter. Oder sie sind bereit, sich immer wieder in neue Sachgebiete einzuarbeiten.

Die vierte Kompetenz kommt auch manchmal in Bewerbungsgesprächen vor: »Ich kann gut mit Menschen umgehen.« Das ist in dieser Formulierung so abstrakt wie inhaltsleer. Es geht aber in die Richtung, die ich meine: Kommunikationskompetenz.

Gute IT-Trainer können gut kommunizieren. Nicht nur verbal. Nicht nur, dass sie sich gut mitteilen können. Gerade die Fähigkeit zuzuhören, auch aus kommunikationsunwilligen Teilnehmern etwas rauszukriegen, vor allem die nonverbalen Signale wie Körpersprache, Gesichtsausdrücke zu erkennen und zu verstehen, macht das Professionelle aus.

Fehlt noch Kompetenz Nr. 5. Das ist die, die am schwersten zu erwerben ist. Und das ist auch die, die selbst vielen sonst guten IT-Trainern noch am meisten abgeht: die Problemlösungskompetenz.

Sie ist die Quintessenz[1] (excuse the pun!) aus den anderen vier. Selbstverständlich muss man dafür fit sein in seiner Software. Natürlich muss man erstmal die Sache, um die es geht, grundsätzlich ver-

1. *quinta essentia* »das fünfte Seiende«

standen haben, bevor man sich mit Problemen beschäftigt. Aber es braucht noch mehr: Erfahrung nämlich. Und vor allem: aus den Erfahrungen Schlüsse ziehen, Analogien herstellen. »Ich kenne zwar jetzt nicht die Importfunktionen in dieser Software. Aber ich kenne die Importfunktionen bei sieben anderen Programmen. Bei sechsen davon funktionierte das so. Deshalb versuche ich das hier bei diesem neuen, achten Programm auch mal so.« Diese letzte Transferleistung schaffen komischerweise wenige.

Das sind sie also, die fünf Kompetenzen eines Trainers:

1. IT-Fachkompetenz
2. Vermittlungskompetenz
3. Sachkompetenz
4. Kommunikationskompetenz
5. Problemlösungskompetenz

Nun ist ja klar, dass wohl niemand diese fünf Kompetenzen per se hat. Wäre das Einstellungsvoraussetzung, gäbe es wohl gar keine IT-Trainings. Diese Kompetenzen sollen und müssen erworben werden. Dabei hilft eine gezielte Trainerausbildung – vielleicht mit diesem Buch als Stütze.

Vermittlungsinteresse vs. Vermittlungskompetenz

Um sicherzugehen: Vermittlungsinteresse muss man mitbringen. Manche sind wirklich nicht als Lehrer geboren – die sollen es sein lassen. Vermittlungskompetenz kann man lernen. Vermittlungskompetenz, das ist eine Reihe von handwerklichen Techniken, die man nach und nach einüben und verfeinern kann. Die Vermittlungskompetenz von Trainern zu steigern, die ein Vermittlungsinteresse haben, ist das Ziel dieses Buchs.

1.5 Bleib, wer du bist

Bei allem, was hier empfohlen wird:

Tipp

Bleib im Training, wie du sonst auch bist! Versuche in deinen Trainings nicht, dich zu verstellen. Nimm aus diesem Buch an, was zu dir passt.

IT-Trainer (und jeder andere Lehrerberuf) ist nicht verwandt mit dem Beruf des Schauspielers. Wer im Alltag kein Entertainer ist, braucht es im Training nicht vorzugeben. Wer andererseits mit Humor gesegnet ist, braucht sich im Training nicht zu drosseln.

Risiko

Teilnehmer erkennen, wenn sich jemand verstellt – und honorieren es nicht.

2

Die Beziehungskiste

Viele Trainer wissen aus ihrer praktischen Erfahrung, wie stark ihr Erfolg von einer guten Beziehung zu ihren Teilnehmern abhängt. Viele haben – vielleicht unbewusst – verschiedene Gewohnheiten entwickelt, um die Teilnehmer für sich zu gewinnen. Dazu gehört für viele das sich Halten an die üblichen Benimm- und Anstandsregeln. Korrekt! Die gelten selbstverständlich! Immer ordentlich »Guten Tag« und »Danke« und »Bitte« sagen und so weiter. Wie Mama uns das beigebracht hat. Aber ob das reicht? Außerdem, ob man mit seiner Auslegung dieser Regeln den Geschmack der Teilnehmer trifft? Das liegt leider außerhalb der Kontrolle des Trainers.

Im Folgenden schlage ich deshalb zusätzlich zu Benimm und Anstand eine Technik vor, mit der man den Aufbau der Beziehung zu den Teilnehmern aktiv managen kann.

2.1 Die erste Viertelstunde

Der Clou liegt in einer sorgfältig gestalteten ersten Viertelstunde. In dieser Zeit vollzieht der Trainer genau kalkulierte Handlungen, die darauf berechnet sind, die Beziehung zu den Teilnehmern positiv aufzubauen. Jede dieser Handlungen zeichnet sich dadurch aus, dass sie eine nonverbale Botschaft oder eine Klarstellung an die Teilnehmer enthält. Oder sie ist inszeniert als ein Präzedenzfall für später, als Mustervorlage für den weiteren Verlauf der Schulung.

2.1.1 Erste Begrüßung

Der erste persönliche Kontakt mit den Teilnehmern kann unterschiedlich stattfinden. Manchmal befindet sich der Trainer schon im Schulungsraum und die Teilnehmer trudeln nach und nach ein, manchmal trifft man sich vor Schulungsbeginn in einem Empfangs- oder Pausenbereich. Wichtig ist, dass man jeden Teilnehmer einzeln begrüßt und dabei nicht mit anderen Dingen wie seinem eigenen Kaffee oder dem Scharfstellen des Beamers beschäftigt ist. Man gibt sich als »Ihr Trainer heute« zu erkennen und wechselt ein paar Worte des Smalltalks.

Die Botschaft, die mit dieser ersten Handlung herübergebracht werden soll, heißt:

Botschaft

Sie sind mir wichtig! Ich interessiere mich für Sie!

2.1.2 Die Teilnehmer in den Raum führen und ihre Plätze einnehmen lassen

Ob die Teilnehmer sich vor Schulungsbeginn irgendwo sammeln oder einzeln in den Schulungsraum gehen, hängt von den örtlichen Gegebenheiten oder den Usancen des Unternehmens ab. Aber egal, wie das üblich ist, auf jeden Fall gehören die Teilnehmer geführt. Mit der Laissez-Faire-Einstellung »das sind doch Erwachsene« vergibt man sich die Möglichkeit einer zweiten nonverbalen Klarstellung.

Diese heißt hier:

Botschaft

Ich bin Ihr (An-)Führer!

Ich bin Ihr Scout!

Ich bin der, der voraus geht und Ihnen den Weg zeigt!

Man führt die Teilnehmer also vom Bistro oder Pausenbereich in den Raum. Das heißt, man geht vor und betritt als erster den Raum. Dann bleibt man im Eingangsbereich stehen und benutzt seinen eigenen Körper, um den »Verkehrsstrom« zu lenken. Wenn beispielsweise weniger Teilnehmer als Plätze da sind, verstellt man mit seinem Körperblock die hinteren Reihen. Mit den Worten »Suchen Sie sich einen Platz aus. Alle sind gleich.« gibt man den Anschein der Wahlfreiheit, weist aber gleichzeitig freie Plätze mit einer einladenden Handbewegung und den Worten »vielleicht gleich hier« die freien Plätze gezielt zu.

2.1.3 Sein Revier einnehmen

Was die Teilnehmer von sich aus als nächstes tun, ist menschliche Natur: Sie richten sich auf ihrem neuen Platz ein. Sie stellen die Handtasche ab, legen vielleicht mitgebrachtes Schreibmaterial aus oder platzieren den PDA. In einer IT-Schulung rücken sie sich den Bildschirm, die Tastatur, das Mousepad und die Maus zurecht.

Als Trainer unterstützen Sie diesen Vorgang ausdrücklich: »Richten Sie sich ein bisschen ein auf Ihrem Arbeitsplatz für heute. Rücken Sie sich die Tastatur oder den Bildschirm zurecht, wie Sie es brauchen. Machen Sie sich Ihr Zuhause für heute.«

Die Botschaft, die Sie dabei rüberbringen, heißt:

Botschaft

Seien Sie mein Gast heute!

2.1.4 Den Stuhl erklären

In den meisten Schulungsräumen gibt es moderne Bürostühle, bei denen man die Sitzhöhe und die Rückenlehne verstellen kann. Sie rücken sich selber Ihren Stuhl in die Raummitte und erklären und demonstrieren die Einstellung.

Wichtig

Achtung! Dies ist der eigentliche Beginn der Schulung!

Hier treten Sie zum ersten Mal als Lehrer auf. Diese kleine Szene ist DER Präzedenzfall für die ganze Schulung. So wie sie hier agieren, so erwarten Sie die Teilnehmer für den Rest der Schulung. Nehmen Sie alle Ihre Fähigkeiten zusammen.

Die Botschaft, die Sie hier vermitteln, heißt:

Botschaft

Ich bin Ihr Lehrer!
Ich gebe Ihnen nützliche Tipps!
Ich schaffe Bequemlichkeit für Sie!

2.1.5 Sich selbst vorstellen

Als nächstes – jetzt erst(!), nachdem die anderen Klarstellungen gelaufen sind – kommt Ihre eigene kurze Vorstellung. Sie begrüßen die Teilnehmer, heißen sie willkommen, nennen Ihren Namen und den Seminartitel, um sicherzustellen, dass niemand falsch ist. Üblicherweise stehen diese Informationen noch einmal visualisiert auf einer Tafel, am Flipchart oder auf einer PowerPoint-Folie.

Dann nennen Sie kurz den Zeitrahmen der Schulung: »Wir werden von 9 bis 17 Uhr zusammen sein. Es gibt eine Mittagspause und zwei kleine Kaffeepausen am Vor- und Nachmittag.« Und dann wieder die nonverbale Botschaft, die verbal so versteckt ist: »Ich möchte Sie bitten, möglichst während der Schulung nicht rauszugehen, sondern auf die Pausen zu warten.« Was ist die nonverbale Klarstellung?

Botschaft

Hier gibt es Regeln. Und ich bin derjenige, der sie setzt.

2.1.6 Namenskärtchen ausfüllen

Der nächste Schritt in Ihrem morgendlichen Ritual hat wieder eine besondere Funktion als Präzedenzfall für den ganzen Rest der Schulung. Sie bitten die Teilnehmer, die Namenskärtchen auszufüllen.[1] »… damit ich Sie im Laufe des Tages besser mit Namen ansprechen kann.« Die Teilnehmer werden nach den vor ihnen liegenden Bleistiften oder Kugelschreibern greifen und beginnen. Aber da unterbrechen Sie sie: »Halt! Stopp! Bitte nicht mit Bleistift. Das kann ich nur sehr schwer lesen. Nehmen Sie bitte diese dicken Flipchart-Stifte.« Die Sie in diesem Moment hochhalten und im nächsten Schritt austeilen.

Was ist die Botschaft dieses Schritts?

Botschaft

Sie werden heute Fehler machen.

Sie werden öfter mal denken, Sie hätten eine gute Lösung. Aber ich werde Ihnen eine bessere beibringen.

Das heißt, ich werde Sie heute öfter mal kritisieren und zurückpfeifen.

2.1.7 Das Austeilen der dicken Stifte

Dann werden die dicken Stifte ausgeteilt. Aber nur zwei oder drei für die Teilnehmer in der ersten Reihe. »Geben Sie sie dann bitte weiter.«

Die Botschaft:

---

1. Die meisten Schulungsunternehmen oder Hotels haben vorgefertigte Kärtchen mit einem Willkommensgruß. Falls Sie keine vorfinden: Am Ende dieses Abschnitts lernen Sie, wie Sie mit den Teilnehmern schnell selbst welche basteln.

Botschaft

Ich werde Ihnen in dieser Schulung immer wieder nützliche Dinge geben.

Und:

Ich werde von Ihnen immer wieder verlangen, dass Sie zusammenarbeiten. Wir lernen hier im Team.

2.1.8 Die Vorstellungsrunde der Teilnehmer

Dann beginnt die Vorstellungsrunde der Teilnehmer. Sie leiten Sie mit ein paar Fragen ein, die Sie interessieren. Beispielsweise:

»Was machen Sie in Ihrem Unternehmen? Welche Aufgabenstellung wollen Sie mit Access lösen? Wie lange arbeiten Sie schon damit?«

Dann bitten Sie einen Teilnehmer anzufangen und fahren so fort, dass eine klare Reihenfolge erkennbar wird. Wahlfreier Zugriff ist hier nicht angesagt. Die Teilnehmer müssen sich ausrechnen können, wann Sie drankommen. Natürlich benutzen Sie jetzt die Informationen von den Namenskärtchen und reden die Teilnehmer mit Namen an.

Den meisten Teilnehmern ist es eine Hilfe, wenn Sie Ihre Eingangsfragen ab und zu wiederholen. Sie können sie auch als PowerPoint-Folie während der Vorstellungsrunde stehen lassen. Das könnte dann so aussehen:

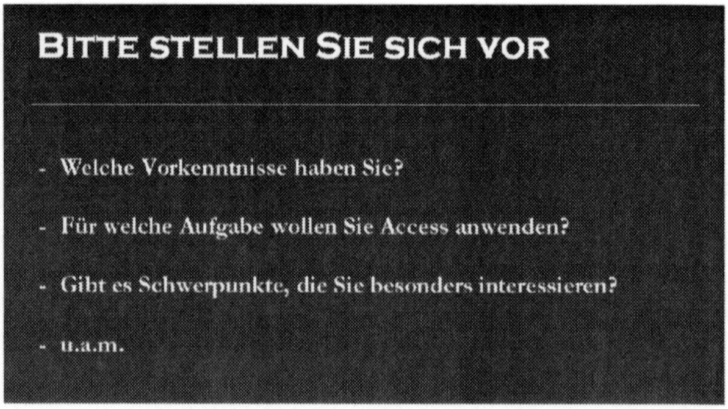

Abbildung 2.1: Die Vorstellungsrunde durch Leitfragen erleichtern

Es liegt in Ihrer Verantwortung als guter Trainer, dass die Vorstellungsrunde zu einem Gespräch unter vielen wird – und nicht eine Aneinanderreihung von Monologen.

Falsch ist:

Sie: »Herr Meier.«

Herr Meier: »...«

Sie: »Danke, Herr Meier. – Herr Schulze.«

Herr Schulze: »...«

Sie: »Danke, Herr Schulze.«

Leider erlebt man so eine Vorstellungsrunde zu oft. Jeder darf seinen Namen sagen und wird dann durchgewunken. Wie öde!

Machen Sie sich deshalb als Mindestanforderung den Grundsatz zu Eigen:

Tipp

Jeder Teilnehmer erhält mindestens eine Rückfrage.

Mit etwas Übung sollte es Ihnen darüber hinaus gelingen, Beziehungsfäden zwischen den Teilnehmern herzustellen. »Ach, dann haben Sie ja eine ähnliche Aufgabenstellung wie Herr Adam eben. Das ist ja interessant.« Wenn Sie nach diesem Muster für jeden Teilnehmer auch nur eine Querverbindung zu einem anderen Teilnehmer finden, machen Sie aus Einzelpersonen, die sich vielleicht vor fünf Minuten zum ersten Mal gesehen haben, in einer Viertelstunde eine Gemeinschaft.

Vergessen Sie dabei nicht die Beziehungsfäden zum Trainer, d.h. zu sich selbst. Zeigen Sie, dass auch Sie zu der Gemeinschaft dazugehören, die sich gerade bildet. Eigene Anknüpfungspunkte zu einem Teilnehmer zu finden, ist ja besonders einfach. Bilden Sie beispielsweise Sätze nach der Syntax ...

»So eine [Sache] hatte [Person] auch schon mal.«

Wobei

Sache = Fall, Problem, Job, Rechner, Software, Begebenheit

Person = ich, mein Bruder, meine Oma, mein Nachbar

... und schmücken Sie das dann noch ein bisschen aus.

Eine gute Vorstellungsrunde kostet etwas Zeit. Aber es ist eine Investition, die sich auszahlt.[2]

2.1.9 Überblick über den Tag

Nach der Vorstellungsrunde kommt ein Überblick über den Tag. Ein Überblick, was die Form und was den Inhalt anbelangt.

Zur Form

Sagen Sie beispielsweise: »Wir werden heute von 9 bis 17 Uhr zusammen sein. Es gibt eine Stunde Mittagspause und am Vor- und Nachmittag jeweils zwei kleine Kaffeepausen.«

Wichtig

Machen Sie außer bei der Anfangs- und Schlusszeit keine konkreten Zeitangaben.

Wenn Sie sagen, »Um halb elf gibt es eine Kaffeepause.«, geben Sie ein Versprechen, dass Sie vielleicht nicht einhalten können. Und dann staut sich Frust auf. Raucher holen um 10:29 Uhr schon die Schachtel raus und legen Sie demonstrativ auf den Tisch.

Besser sie halten das vage. Mündlich wie oben vorgeschlagen oder zum Beispiel mit einer PowerPoint-Folie:

2. Einen Vorschlag für eine alternative Form der wechselseitigen Bekanntmachung, die sich besonders für große Gruppen eignet, finden Sie in dem Abschnitt Alternative Vorstellungsrunde für große Gruppen.

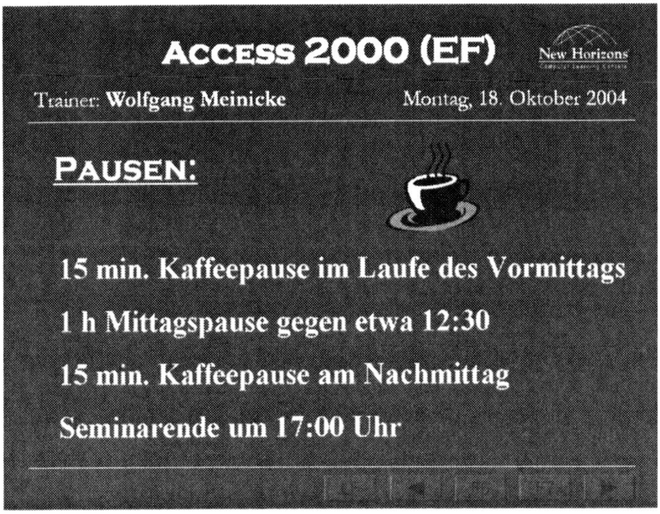

Abbildung 2.2: Bei der Pausenregelung no commitment!
Beachten Sie den bewussten Gebrauch der Präpositionen »im Laufe«, »gegen«, »am« und »um«.

Inhalt:

Beschreiben Sie in großen Zügen die vier Tagesviertel.

Bleiben Sie allgemein. Nennen Sie weniger Features, sondern eher Aufgabenstellungen.

Schreiben Sie die Hauptthemen ans Flipchart. Wenn Sie mit der Übersicht fertig sind, nehmen Sie das Blatt ab und hängen es so auf, dass es die ganze Schulung über sichtbar bleibt.[3] Im Laufe der Schulung haken Sie dann ab, was schon geschafft wurde.[4]

Sie können diese Vorschau auch mit einer PowerPoint-Folie visualisieren und diese dann zum Abhaken immer mal wieder hervorholen.

3. Zum Beispiel mit Kreppstreifen an die Rückwand oder an eine Pinnwand, falls vorhanden.
4. Vgl. Kap 4: »Der blaue Fortschrittsbalken« sowie »Die 3 T«.

Beispiel:

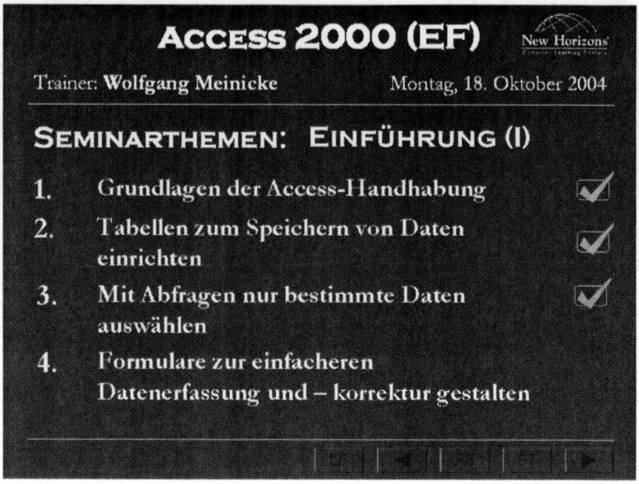

Abbildung 2.3: Schon in der Themenübersicht werden die Aufgabenstellungen und der Nutzen in den Vordergrund gestellt.

Beziehen Sie die Informationen aus der Vorstellungsrunde in die Ansagen mit ein.[5]

Und wieder:

Wichtig

Machen Sie keine Versprechungen, die Sie vielleicht nicht halten können!

2.1.10 Der Papierkram

Bevor es dann wirklich richtig losgeht mit der Schulung, kommt als letzter Punkt des Einführungsrituals der Papierkram. Teilnehmerliste unterschreiben und was sonst noch so von dem Auftraggeber verlangt wird.

5. Deswegen muss dieser Punkt immer nach der Vorstellungsrunde kommen.

Soweit meine Empfehlung zur ersten Viertelstunde. Wenn Sie sich angewöhnen, sie wie ein Ritual immer gleich zu gestalten, haben Sie in jeder Schulung ein festes sicheres Fundament für Ihre Beziehung zu den Teilnehmern. Darauf können Sie die weitere Arbeit mit der Gruppe dann in Ruhe und entspannt aufbauen.

Zum Abschluss dieses Abschnitts noch ein kleiner Bastel(Ex-)kurs:

2.1.11 Wie Sie sich mit den Teilnehmern zusammen selber Namensschilder basteln

Wenn Sie keine vorgefertigten Namensschilder vorfinden, können Sie sich schnell mit den Teilnehmern selbst welche basteln.

1. Geben Sie jedem Teilnehmer eine DIN-A4-Seite.
2. Lassen Sie die Teilnehmer die Seite zweimal so falten, als handele es sich um einen Brief, der in einen üblichen Fensterbriefumschlag DIN lang soll.
3. Lassen Sie die Teilnehmer das Blatt wieder auseinanderfalten. Es ist jetzt mehr oder weniger gedrittelt.
4. Lassen Sie die Teilnehmer ihre Namen mit einem Boardmarker in das mittlere Drittel schreiben.
5. Lassen Sie die Teilnehmer das Blatt wieder so zusammenfalten und aufstellen, dass das untere Drittel die Standfläche wird und das obere Drittel die Stütze.
6. Lassen Sie die Teilnehmer dann die beiden oberen Ecken des mittleren Drittels, auf dem ihr Name steht, nach hinten weg knicken, sodass die Konstruktion Stabilität bekommt. – Fertig ist das Namensschild.

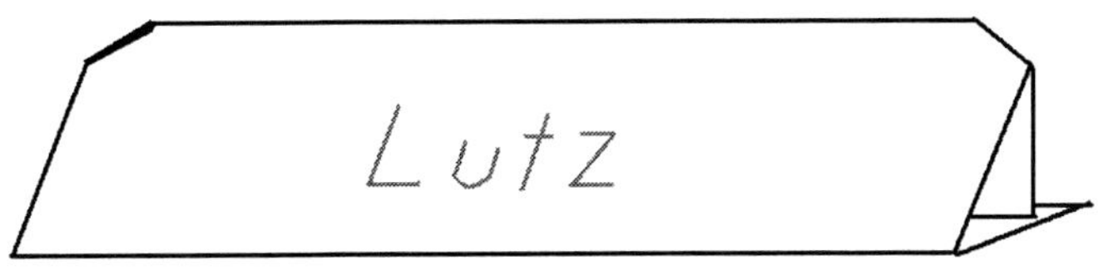

Abbildung 2.4: Selbstgebasteltes Namensschild

Abgesehen davon, dass Sie mit dieser Übung einen Mangel beseitigen, hat die gemeinsame Handarbeit wie die anderen Ereignisse der ersten Viertelstunde eine positive Wirkung auf die Beziehungsbildung und damit auf den ganzen späteren Tag. Die Teilnehmer kommen schnell ins Tun, bauen durch die Bewegung Nervosität ab und haben schnell ein erstes Erfolgerlebnis – noch außerhalb des Computers. Sie bekommen das Gefühl »Hier kann ich bestehen.«

Wenn Sie selbstständiger oder freiberuflicher Trainer sind und Ihre Trainings unter eigener Marke oder Logo anbieten, dann können Sie sich nach dem gleichen Prinzip auch sehr schön eigene Namensschilder vorproduzieren. Auf das obere Drittel, das ja dann zu den Teilnehmern zeigt, können Sie einen Gruß oder etwas Werbung für sich unterbringen. Allerdings müssen Sie die Schrift dann auf den Kopf stellen, damit die Teilnehmer das dann auch lesen können.

So geht es am einfachsten (mit Microsoft Word):

1. Öffnen Sie ein neues leeres Dokument.
2. Schalten Sie um auf Querformat.
3. Wählen Sie die Zoom-Ansicht »Ganze Seite«.
4. Ziehen Sie den linken und rechten Rand auf Null.
5. Fügen Sie eine Tabelle mit drei Spalten und einer Zeile ein. (Damit ist das Blatt automatisch gedrittelt.)
6. Ziehen Sie den unteren Rand der Tabelle bis zum unteren Seitenrand.
7. Löschen Sie die Rahmen und setzen Sie nur zwei gestrichelte Linien als Faltmarken zwischen die drei Spalten.
8. Schreiben Sie in die linke Spalte Ihren Willkommensgruß und drehen Sie den Text um 90° entgegen dem Uhrzeigersinn.
9. Schreiben Sie in die mittlere Spalte »Vorname und Name« und drehen Sie den Text um 90° im Uhrzeigersinn.
10. Formatieren Sie die Schrift und positionieren Sie die Texte nach Geschmack.

So kann das dann aussehen:

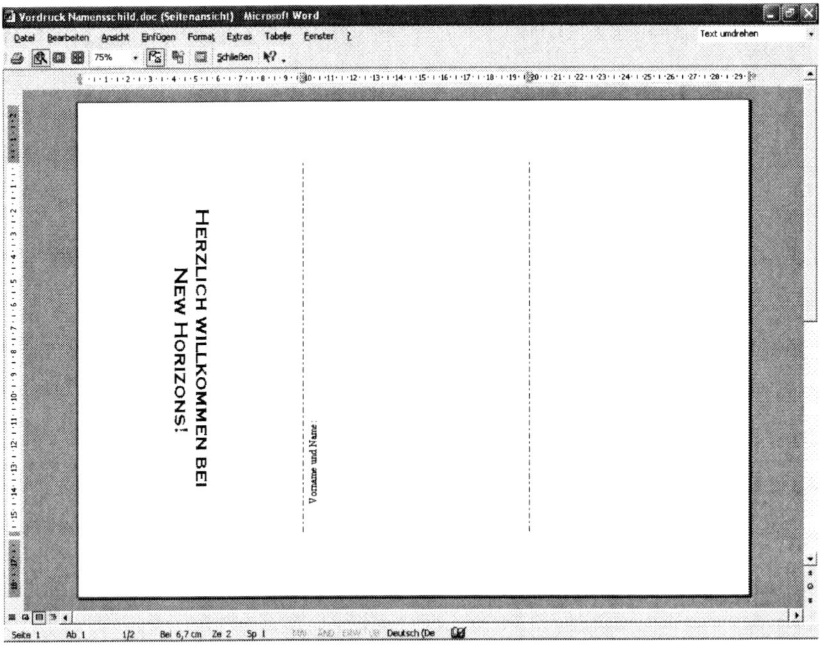

Abbildung 2.5: Vordruck für Namensschilder

Wenn Sie sich den Luxus leisten wollen, können Sie noch etwas festeres Papier für den Ausdruck wählen. Auf jeden Fall ist diese Lösung günstiger, als wenn Sie sich Namensschilder von einer Druckerei machen lassen. Und flexibler: Sie können den Willkommensgruß dem Schulungsthema anpassen – »Herzlich willkommen zur PowerPoint-Einführung!« – und den Firmennamen Ihres Kunden schon aufgreifen – »Herzlich willkommen, liebe ESSO-Mitarbeiter!«.

Eines dürfen Sie aber auf jeden Fall nicht tun: Den Namen des Teilnehmers schon vorschreiben ...[6]

6. ... denn dann vergeben Sie sich die Botschaft aus 1.1.6

2.2 Alternative Vorstellungsrunde für große Gruppen

Die oben beschriebene Vorstellungsrunde funktioniert für Gruppen bis 15 Teilnehmer. Danach kostet sie zu viel Zeit. Trotzdem sollten Sie nicht darauf verzichten, die Teilnehmer miteinander bekannt zu machen und Beziehungsfäden zwischen ihnen zu knüpfen.

Hier ist ein Vorschlag, wie Sie das zeitsparend tun können. Sie teilen die Vorstellungsrunde in zwei Teile und legen einen Teil schon vor das Seminar. So geht's:

1. Bereiten Sie entsprechend der Teilnehmerzahl mehrere Metaplanwände (mit Packpapier und Kärtchen) nach folgendem Muster vor. Eine Wand reicht für ca. 20 Teilnehmer. Die Wände müssen fertig sein, bevor der erste Teilnehmer da ist.

   Die vier Spalten sind nicht wahlfrei, sondern haben jede eine bestimmte Funktion:

   - Spalte 1 ist immer der Name. Sie ist selbstverständlich notwendig, damit man die Teilnehmer einigermaßen identifizieren kann.[7] Ob Sie da Vor- und Nachname wählen oder nur den Vornamen, hängt von der Gruppe ab.
   - Spalte 2 ist irgendein Merkmal, das die Teilnehmer unterscheidet. Wenn die Teilnehmer aus unterschiedlichen Firmen kommen, kann es die Firma sein. Wenn sie alle aus einer Firma sind, wählen Sie die Filiale oder die Abteilung als Unterscheidungsmerkmal. Möglich ist auch der private Wohnort. Jedenfalls muss es etwas sein, das Anlass zum Reden gibt und Kontakte entstehen lässt.

---

7. Für Datenbank-Trainer: Die Spalte braucht nicht als Primärschlüssel definiert zu sein. Zwei Gabis oder drei Michaels geben Anlass zum Reden und schaffen Verbindungen. Mögliche Verwechselungen bringen Leben in die Bude und sind eindeutig erwünscht.

Vorname und Name	Firma	Am 16.6.01 war ich ... Monate alt.	Wenn ich kein Geld verdienen müsste, wäre ich ...
Lutz Weigelt	New Horizons	571	Schriftsteller

Abbildung 2.6: Plakative Teilnehmerliste: Gesprächsanlässe für den ganzen Tag

- Spalte 3 ist irgendwas zum Knobeln oder zum Rechnen. Aber natürlich etwas, das mit der eigenen Person zu tun hat! Spalte 3 ist die »Hallo-wach!«-Spalte. Sie vermittelt die Botschaft, »Hey, du bist heute hier nicht nur zum Spaß da. Dein Verstand ist gefragt. Aktiviere die grauen Zellen.«
- Spalte 4 ist trägt den Aspekt der Selbstoffenbarung. Fragen Sie nach etwas, das man eigentlich nicht jedem ersten besten, den man trifft, spontan erzählen würde. Es muss etwas sein, das öffnet und Beziehungsfäden entstehen lässt. Wenn über Spalte 3 unsichtbar der Appell »Aktiviere Deinen Verstand!« steht, dann ist es bei Spalte 4 die Botschaft »Öffne Dein Herz!«

2. Schreiben Sie sich selbst in die erste Zeile auf der ersten Wand. Die zusätzlichen Wände stehen noch verdeckt hinter der ersten.
3. Wenn jetzt die Teilnehmer nach und nach eintrudeln, begrüßen Sie sie, stellen sich selbst als Trainer und Gastgeber vor und bitten dann die Teilnehmer, sich nach Ihrem Muster auf der Wand einzutragen.

   Wichtig: Dabei verwickeln Sie die Teilnehmer in Smalltalk – mit Ihnen, aber auch untereinander. Was die Teilnehmer anschreiben und die Schwierigkeiten beim Kopfrechnen, die alle haben, geben dafür reichlich Anknüpfungspunkte.

Die Phase des Eintragens an den Wänden dauert vom Kommen des ersten Teilnehmers bis alle da sind, also praktisch bis zum Seminarbeginn.[8] Bleiben Sie die ganze Zeit dabei und regen Sie immer wieder Gespräche an.

4. Nun beginnen Sie das Seminar mit den gleichen Ritualen wie oben beschrieben. Nur die Vorstellungsrunde lassen Sie aus. Stattdessen aber nehmen Sie sich die Metaplanwände vor und fassen zusammen:

   - »Ich will Sie mithilfe dieser Informationen, die Sie freundlicherweise hier eingetragen haben, mal ein bisschen miteinander bekannt machen und vielleicht ein paar Beziehungsfäden knüpfen. Wir haben drei Michaels heute. Können die bitte mal die Hand heben? Vielen Dank. Kennen Sie sich schon? Wussten Sie voneinander, dass Sie mit Vornamen Michael heißen?«
   - »Dann die unterschiedlichen Filialen. Wer ist aus der Filiale Bremen? Mal kurz Hand hoch! OK. Wer kommt aus Dortmund?« usw.
   - »Schauen wir uns mal die Traumberufe an. Aha. Hier haben wir einen Drehbuchautor und einen Regisseur. Wer sind die beiden? Vielleicht wollen Sie sich in der Pause ja mal darüber unterhalten, ob Sie sich vorstellen könnten, gemeinsam einen Film zu machen.«

Und so weiter ... Das Ganze braucht nicht auszuufern. Drei, vier Minuten reichen. Sie müssen nicht jeden mit jedem in Beziehung setzen. Es muss auch nicht jeder Erwähnung finden. Schaffen Sie einfach ein bisschen menschliche Wärme und formen Sie die Teilnehmer zu einer Gruppe.

---

8. Mit Ihrer sonstigen Raum- und Seminarvorbereitung müssen Sie also fertig sein!

2.3 Idiosynkratischer Kredit

Oft fragen mich Trainer: »Was ist passiert? Warum bekam ich so schlechte Beurteilungen? Ich fand mich eigentlich ganz gut. Was habe ich falsch gemacht?«

Meistens liegt die Antwort klar auf der Hand: Der Trainer hat sich durch eine oder mehrere dumme Bemerkungen selbst zum Abschuss freigegeben.

Die Mechanik, die diesem Phänomen zugrunde liegt, fasse ich mit dem Begriff »Idiosynkratischer Kredit« zusammen. Was soll das heißen?

Duden:

> ***idio...*** *<griech.> eigen..., sonder...*

Oxford Dictionary:

> ***idiosyncracy*** *(view, behaviour) Eigentümlichkeit, die; Eigenheit, die*

Jeder Trainer hat einen ihm ganz eigenen Kredit, einen Vorschuss an positiven Erwartungen und Gefühlen, den ihm die Teilnehmer fraglos und unbewusst geben.[9]

Dieser Kredit speist sich aus vielem. Beispielsweise aus dem Preis, den das Seminar kostet. Dafür kann man Qualität erwarten. Oder aus dem Renommee der Firma, in deren Namen der Trainer aufläuft. Oder aus dem professionellen Business-Outfit, mit dem der Trainer sich kostümiert hat. Egal woher sie kommen, diese Vorschusslorbeeren sind erstmal da.

Die positiven Erwartungen kann man nun in der Schulung erfüllen und alles dafür tun, die positiven Gefühle sogar noch zu verstärken – oder man kann sich den Vorschuss mit wenigen Worten voll zerschießen.

Beispiel: »Eigentlich bin ich urlaubsreif.«

---

9. Lehnert nennt das **Qualitätsvermutungseffektt**

»Na, Klasse,« denkt der Teilnehmer, »und dafür zahle ich nun so viel Euro, dass die mir hier einen ausgebrannten Typen hinstellen.« Und von da an sucht er dauernd nach Belegen, um sich nach der Schulung dann auch richtig beschweren zu können. Der Trainer hat sich also mit vier unbedachten Worten seinen idiosynkratischen Kredit voll zerschossen. Er wird in dieser Schulung keinen Blumentopf gewinnen.

Der Erfindungsreichtum von Trainern, sich mit solchen Bemerkungen ins Knie zu schießen, ist leider unerschöpflich. Sehr beliebt auch die entschuldigende Aussage: »Dies ist meine erste Schulung dieser Software.« Am besten gleich in der Selbstvorstellung um fünf nach neun. Irgendwie will man damit im Vorwege wohl für Verständnis werben, dass vielleicht nicht alles so klappt und man nicht auf jede Frage eine Antwort weiß. Aber wieso soll ein Teilnehmer dafür Verständnis aufbringen? Er hat viel Geld bezahlt und erwartet zu Recht Perfektion. Nach so einem Satz wie »Das ist meine erste xy Schulung.« kann man jedenfalls am besten gleich seine Unterlagen zusammenklappen und rausgehen. Diese Schulung ist dann gelaufen.

Weitere Beispiele für Eigentore dieser Art:

> *»Stifte habe ich auch wieder vergessen.«*

Anstatt wenigstens:

> *»Ich habe mir vorgenommen, heute mal nichts anzuschreiben.«*

Oder anstatt am besten einfach sein eigenes Schandmaul zu halten und eben einfach nichts anzuschreiben. Ohne das zu kommentieren! (Bis man sich dann in der Pause Stifte organisiert hat.)

»Ich konnte leider die Powerpoint-Datei irgendwie nicht auf diesen Rechner kopieren« (ich IT-Trainer-Trottel), »deswegen habe ich jetzt nur den Ausdruck mit.«

»Gestern war ich beim Polterabend meines Bruders.« – »Riecht man«, denkt der Teilnehmer.

»Das ist wohl eher ein Ei geworden. Entschuldigen Sie, ich kann nicht gut Kreise zeichnen.«

»Eigentlich wollte ich Ihnen das vorhin schon erklären, aber das habe ich vergessen, sorry.«

Fazit: Wenn Sie nur eine Sache aus diesem Buch lernen wollen, eine Sache, die Sie sofort um Lichtjahre nach vorne bringt, dann lernen Sie dies:

Wichtig

In Schulungen werde ich mich nie, nie, nie, nie mehr laut selbst kritisieren, mich in irgendeiner Art selbst schlecht machen, mich für Schwächen entschuldigen.

2.4 Die erste Pause gehört gestaltet

Wichtig

Nutzen Sie die erste Pause, um sich ein erstes Feedback von Ihren Teilnehmern abzuholen.

Wenn irgendetwas nicht stimmt, dann müssen Sie es *jetzt* wissen. Denn jetzt können Sie noch was ändern. Wenn Sie von der Unzufriedenheit eines Teilnehmers erst abends durch den Beurteilungsbogen erfahren, ist es zu spät.

Bleiben Sie also in der ersten Pause bei den Teilnehmern, separieren Sie sich nicht, geleiten Sie sie zum Kaffeeautomaten, haben Sie Teil an den Pausengesprächen. Im Smalltalk-Stil fügen Sie nonchalant ein paar Feedback-Fragen ein, ohne dass sie großes Gewicht bekommen.

Ein paar Beispiele:

- Trainer: »Passt's eigentlich so einigermaßen vom Tempo her? Nicht zu schnell, nicht zu langsam?« – Teilnehmer: »Nö, passt schon. Gerade richtig.«
- Trainer: »Ist das vom Inhalt her ungefähr das, was Sie erwartet haben?« – Teilnehmer: »Ja, super. Wenn man sich das selber

beigebracht hat, merkt man jetzt erstmal, wie umständlich man bisher gearbeitet hat.«

- Trainer: »Gefällt es Ihnen bisher?« – Teilnehmer: »Ja. Angenehme Atmosphäre. Ist doch besser in einem richtigen Schulungsraum zu lernen als am Arbeitsplatz, wo man immer gestört wird.«

Formulieren Sie die Fragen wie in den Beispielen als geschlossene Fragen. Sie wollen nicht wirklich anfangen über Ihren Unterrichtsstil oder Ihr Konzept zu diskutieren. Sie wollen sich die erwartete Zustimmung abholen. Wenn wirklich jemand eine Unzufriedenheit verspürt, wird er die absichtlich gesetzte Schwelle der geschlossenen Frage schon überwinden.

- Trainer: »Passt's eigentlich so einigermaßen vom Tempo her? Nicht zu schnell, nicht zu langsam?« – Teilnehmer: »Also ich muss sagen, ich fühle bisher etwas unterfordert. Das, was Sie bisher gezeigt haben, konnte ich alles schon.«

Wenn Unzufriedenheit geäußert wird, beachten Sie unbedingt die Tipps im Abschnitt »How to take feedback«.

Versuchen Sie dann durch stille Interpretation der Reaktionen der umstehenden Teilnehmer auszuloten, ob die geäußerte Meinung alleine steht oder auch von anderen geteilt wird. Im ersten Fall versuchen Sie den Teilnehmer leicht aus der Gruppe zu lösen und seine Eindrücke oder Wünsche im Zwiegespräch aufzugreifen. Im anderen Fall sagen Sie offensiv: »Lassen Sie uns das nach der Pause mal alle zusammen im Klassenraum ansprechen.«

2.5 Über den (Un-)Sinn von Beurteilungsbögen

Viele Trainer agieren unglücklich, wenn es gegen Ende des Seminars zum Thema Bewertungsbögen kommt. Das ist ja auch schon eine merkwürdige Situation. Die ganze Zeit war man der »Chef im Ring«, hat die Teilnehmer geleitet und angeleitet, Feedback gegeben, Leistung beurteilt – und plötzlich kehrt sich das alles um. Plötzlich steht der Trainer selbst auf dem Prüfstand, soll beurteilt werden und Feedback annehmen. Da kann einem die Amygdala schon ein flaues Gefühl in den Magen zaubern.

Um das wieder weg zu bekommen, hilft es, sich klarzumachen, welchen Zweck Seminarbeurteilungen überhaupt haben. Sicher, Qualitätskontrolle ist der Grund, der für die meisten zunächst auf der Hand liegt. Hat der Trainer die Leistung erbracht? – Aber gibt es nicht noch andere Nutzen von Seminarbeurteilungen? Wie wäre es damit: Seminarbeurteilungen dienen dazu, dass sich der Seminarteilnehmer ein schriftliches Urteil davon verschafft, wie superklasse die Schulung war. In der Tat: Es ist die einzige Methode, wie ein Teilnehmer zu einem vernünftigen, fundierten Urteil über die Schulung kommen kann.

Dieser neue Gedanke gefasst, und schon ist das flaue Gefühl wieder weg. Plötzlich kehrt sich wieder alles um. Die Seminarbeurteilung ist nicht mehr ein bedrohliches Instrument des Teilnehmers, um es dem Trainer mal richtig zu zeigen. Sie ist ein Instrument des Trainers, die Qualität seiner Schulung fest in den Köpfen seiner Teilnehmer zu verankern. Und entsprechend pro-aktiv, selbstbewusst und souverän muss man sie auch präsentieren! Falsch ist es, sie schon vor Seminarbeginn verstohlen unter die Teilnehmerunterlagen zu schummeln, in der Hoffnung, die Teilnehmer würden sie ohne weitere Erwähnung freiwillig ausfüllen und am Ende wortlos auf dem Tisch liegen lassen. Falsch ist es auch, sie fünf Minuten vor Seminarende, vielleicht noch als Vorbedingung für die Aushändigung der Teilnahmezertifikate, ausfüllen zu lassen.

Richtig ist es, Seminarbeurteilungen wie jedes andere Thema im Seminar zu behandeln. Wie bei jedem anderen Thema gehören die Teilnehmer kurz in den Zweck oder Nutzen des nun Folgenden eingeführt und zur Handhabung angeleitet. Etwa so: »Ich möchte Ihnen jetzt Gelegenheit geben, sich ein wohlüberlegtes Urteil über den Erfolg dieses Seminars zu verschaffen. Dazu habe ich hier ein paar Fragen formuliert, die Ihnen dabei helfen.« Und dann wird der Fragebogen besprochen wie jedes andere Handout im Seminarvorlauf vorher auch. Falls eine Bewertungsskala benutzt wird, wird sie erklärt. Falls Fragen missverständlich sein können, werden sie erläutert.

Und wenn man die Seminarbeurteilungen dann hat, nutzt man sie auch bitte schön für die anderen Zwecke, die noch in der Tabelle genannt sind. »Archivieren« ist jedenfalls nicht der richtige Ansatz. Fazit: Seminarbeurteilungen sind im Wesentlichen ein wertvolles Marketing-Instrument, das pro-aktiv genutzt gehört.

Aber wie sieht es denn nun mit dem berühmten »Feedback« aus? Der Grund, der immer als angeblich eigentlicher für Seminarbeurteilungen behauptet wird? Für Feedback ist es doch zu Seminarende sowieso längst zu spät! Wenn ein Trainer sich jetzt erst Feedback abholt, dann hat er doch sowieso schon lange seine Verantwortung verspielt. Feedback holt man sich vorher: formell und informell, von der gesamten Gruppe und von Einzelnen, in der ersten Pause, am Ende des ersten Tags, zu Beginn des zweiten oder einfach ständig zwischendurch. Wie soll man denn sonst den Nutzen für die Teilnehmer herstellen? – Mehr dazu, wie man das am geschicktesten anstellt, in einem anderen Trainertipp.

2.5.1 Wofür und für wen Seminarbeurteilungen alles gut sind?

1. Für den Trainer – damit er den Erfolg seiner Schulung fest in den Köpfen seiner Teilnehmer verankern kann.
2. Für die Teilnehmer – damit sie sich Klarheit verschaffen, wie gut die Schulung eigentlich wirklich war.
3. Für den Trainer – um die Qualität seiner Schulung als Vertriebsargument gegenüber dem Schulungsunternehmen zu nutzen.
4. Für das Schulungsunternehmen – um die Qualität der Schulungen als Vertriebsargument für neue Kunden zu nutzen.
5. Für den Einkäufer der Schulung – um ihm Sicherheit zu geben, dass er das Geld seines Chefs für etwas Gutes ausgegeben hat.
6. Für den Chef des Einkäufers der Schulung – um ihm Sicherheit zu geben, dass sein Einkäufer sein Geld für etwas Gutes ausgegeben hat.

2.6 How to take feedback

An diese Stelle passt gut der Hinweis, wie man wirkliches Feedback entgegennimmt.

Wenn Sie auf den Beurteilungsbögen etwas Kritisches über sich lesen, sind die Teilnehmer ja schon weg. Es besteht keine Gefahr mehr, dass Sie sich vielleicht in einen Disput mit einem Teilnehmer verwickeln, weil Sie die Kritik vielleicht ungerechtfertigt oder ungerecht finden. Was Sie aus der Kritik machen und wie Sie emotional darauf reagieren, hat keinen Einfluss mehr auf das beendete Seminar und auf Ihre Beziehung zu den Teilnehmern.

Wenn mitten im Seminar Kritik geäußert wird, Unmut aufkommt, gemäkelt wird, ist das anders. Erstens müssen Sie darauf inhaltlich reagieren, zweitens wird ihre emotionale Reaktion wieder emotionale Reaktionen bei Ihren Teilnehmern hervorrufen. Es gibt eine wichtige Regel für das Entgegennehmen von Feedback. Ich formuliere sie auf Englisch, weil sie dann schlagkräftiger klingt.

Rule #1 How to Take Feedback[10]

Wichtig

Take it!

Wenn Sie kritisiert werden, wenn Sie Feedback kriegen: Nehmen Sie es entgegen! Nehmen Sie es an. Just take it! Keine Gegenrede, keine Ausreden, keine Entschuldigung, keine Rechtfertigungen.

Nehmen Sie es an, bedanken Sie sich, vergewissern Sie sich vielleicht, ob Sie die Kritik richtig verstanden haben (»Sie meinen, ich soll mehr ...«) – und dann entscheiden Sie in aller Ruhe, was Sie aus dem Feedback machen.

10. ... and it's the only rule.

Ich plädiere nicht dafür, dass Sie jeder Kritik folgen und sofort Ihr Verhalten ändern. Dann würden Sie Ihre für den Erfolg des Trainings notwendige Führungsrolle abgeben.

Stellen Sie sich einfach vor, Sie bekommen ein Päckchen. Sagen Sie nicht gleich »Annahme verweigert«, bloß weil da »Feedback« draufsteht. Nehmen Sie es entgegen und packen Sie es in Ruhe aus, und schauen Sie dann, was Sie daraus machen.

Ein paar Beispiele:

- Teilnehmer: »Können Sie etwas deutlicher sprechen?« – Trainer: »Ja, natürlich. Gerne!« (Statt: »Das liegt an dem Straßenlärm draußen.«)
- Teilnehmer: »Ich finde, Sie erklären das alles viel zu kompliziert.« – Trainer: »Soll ich noch mal versuchen, das mit anderen Worten zu erklären?« (Statt in die Runde: »Finden die anderen das auch?«)
- Teilnehmer: »Das ist nicht das, was ich von dem Seminar erwartet habe.« – Trainer: »Schildern Sie mir doch noch einmal genau das Problem, das Sie lösen wollen.« (Statt: »Die Inhaltsangabe haben Sie aber vorher bekommen, oder?«)

Wenn Sie Probleme damit haben, auf Kritik neutral zu reagieren, dann hilft es Ihnen vielleicht, sich noch Folgendes klarzumachen. Kritik zu üben ist für Sie als Trainer eines der wesentlichsten methodischen Mittel. Sie sind ständig dabei, die Teilnehmer zu kritisieren. Sie sagen: »Nein, klicken Sie nicht hier, klicken Sie dort.« – »Sie dürfen hier jetzt nicht Enter drücken, sondern Escape.« – »Das macht man nicht mit einer 5fach geschachtelten Wenn-Funktion, sondern mit einem einfachen Verweis.« So geht es den ganzen Tag. Warum sollen die Teilnehmer Sie nicht auch mal kritisieren dürfen? Freuen Sie sich! Seien Sie dankbar.

Wichtig

Kritik zu üben ist ein Akt des Lehrens, Kritik anzunehmen ist ein Akt des Lernens. Wenn Teilnehmer Sie kritisieren, freuen Sie sich, dass Sie von Ihren Teilnehmern lernen dürfen.

2.7 Vergiss das Lampenfieber

Haben Sie Lampenfieber? Angst vor der nächsten Schulung? Da sitzt ein wichtiger Entscheider drin? Oder die neue Version schulen Sie zum ersten Mal?

Das ist unnötig!

Lampenfieber ist die Angst oder die Sorge vor Ereignissen, die man nicht unter Kontrolle hat. »Es könnte irgendwas schief gehen.« »Es könnten Fragen kommen, die ich nicht zu beantworten weiß.« »Es könnten Teilnehmer drin sitzen, denen ich partout nicht gefallen kann.«

Na, und?

Davor können Sie doch nur Angst haben, wenn Sie genau das als Ziel haben: dass nichts schief gehen soll, dass alle Fragen sofort beantwortet werden, dass Sie allen Teilnehmern gefallen.

Aber sind das wirklich Ihre Ziele für die Schulung? Vergleichen Sie das mal mit Ihrem Mission Statement. Oder messen Sie es an Ihrem Vermittlungsinteresse. Sind diese drei Punkte wirklich das, woran Sie eine erfolgreiche Schulung messen? Doch wohl nicht.

Seien Sie sicher: Es wird etwas schief gehen! Sagen Sie: »Hoffentlich! Dann habe ich wenigsten die Gelegenheit, Strategien vorzuführen, wie man da wieder raus kommt.«

Seien Sie sicher: Es werden Fragen kommen, die Sie nicht beantworten können. Sagen Sie: »Hoffentlich! Dann lerne ich etwas, dass ich anderen Teilnehmern später wieder beibringen kann.«

Seien Sie sicher: Sie werden nicht immer allen Teilnehmern gefallen. Sagen Sie: »Hoffentlich! Sonst wäre das ein Zeichen, dass ich mir die Kriterien meines Verhaltens von außen geben lasse, anstatt sie aus meinem Vermittlungsinteresse und meinem Mission Statement zu nehmen.« Der Künstler lebt vom Applaus – Sie als Trainer hoffentlich nicht.

Tipp

Fazit: Messen Sie sich an Ihren eigenen Maßstäben und fokussieren Sie sich gedanklich auf das Einzige, was Sie 100 % kontrollieren können, und das sind Sie selber. Dann haben Sie auch kein Lampenfieber.

3

Handwerkliche Grundfähigkeiten

Nun sei erst mal genug philosophiert und psychologisiert. Jetzt geht es in die Praxis. Viele kleine praktische Tipps. Jeder einzelne für sich macht Ihnen die Arbeit des Trainers leichter. Alle zusammen machen Sie zu einem echten Trainingsprofi.

3.1 Richtig Stehen

Richtig Stehen heißt erstmal ...

3.1.1 Nicht sitzen!

Unterrichten ist ein hierarchischer Prozess. Dafür haben die Teilnehmer bezahlt. Sie wollen keinen Peer, keinen Gleichen, der mit ihnen zusammen lernt. Sie wollen jemanden, der schon weiß, was sie noch nicht wissen. Respektieren Sie diesen Wunsch durch Ihr Auftreten und Ihre Körpersprache. Sie stehen und die Teilnehmer sitzen. Der Vermittlungsprozess läuft von oben nach unten. Das ist vollkommen korrekt, überhaupt nicht anmaßend oder autoritär und entspricht der Sachlage.

Die Ausnahme von dieser Regel gibt es natürlich auch. Sie gilt immer dann, wenn Sie nicht lehren, id est wenn Sie lernen, von der Gruppe nämlich.

Beispiel:

Sie schulen eine Gruppe von Controllern, alle von einer Firma, in Excel. Nachdem Sie ihnen die Grundzüge einer Tabellenkalkulation beigebracht haben, soll es nun darum gehen, eine konkrete Aufgabenstellung dieser Firma zu lösen. Sie sind der Experte für Excel – aber die Teilnehmer sind die Experten für ihre Aufgabenstellung. Jetzt müssen Sie also erstmal von den Teilnehmern etwas lernen, bevor es mit Ihrem Expertentum weitergehen kann.

Nichts ist natürlicher, als sich jetzt auch mit seiner Körpersprache auf die Ebene der Teilnehmer zu begeben. Verlassen Sie Ihr imaginäres Podium vor der Gruppe, nehmen Sie sich einen Stuhl und setzen Sie sich in den Kreis der Teilnehmer. Wenn Sie die Aufgabenstellung verstanden haben und sich anschicken, die Lösung zu entwickeln, stehen Sie wieder auf. Das kurze Briefing durch die Gruppe ist zu Ende. Sie nehmen Ihre Rolle als Wissensvermittler wieder auf.

3.1.2 Die Kraft kommt aus dem Boden

Denken Sie an Ausdrücke wie »bodenständig«. Mit beiden Beinen fest auf dem Boden zu stehen, ist eine positive Qualität. Tun Sie es! Die Füße etwa hüftbreit auseinander. Das Gewicht auf beide gleichmäßig verteilt. Wie die Ten Tenors. Die Kraft kommt aus dem Boden.

Vergessen Sie den Unsinn mit Spielbein und Standbein. Wenn Sie – lässig – eine Zeit lang nur auf einem Bein stehen, muss das Ihr ganzes Gewicht tragen. Es ermüdet. Denn dafür, auf Dauer Ihr ganzes Gewicht zu tragen, ist es nicht gebaut. Sie müssen also wechseln. Dann ermüdet das andere. Sie müssen wieder wechseln. Und so weiter. Die Standphasen werden immer kürzer und nach einer Weile sind Sie vorne nicht mehr die Respektsperson, sondern ein Wackelkandidat.

3.1.3 Die Alexander-Technik

»Aufrecht stehen« ist eine weitere Metapher, die positiv besetzt ist. Auch hier gilt: Tun Sie es einfach. Nutzen Sie die nonverbale Botschaft, die Sie damit ausstrahlen. Der Mittelpunkt der Standfläche, der Körperschwerpunkt (Hüfte) und der Kopf sind auf einer lotrechten Linie. Stellen Sie sich vor, Sie wären wie eine Marionette mit einer Öse am Kopf an einer Schnur aufgehängt. (Aber deshalb nicht »abheben«.)

Es gibt eine umfassende Schule der aufrechten Haltung, die um 1890 von dem australischen Shakespeare-Schauspieler F.M. Alexander entwickelt wurde. Eine Kehlkopfentzündung mit zeitweise völligem Stimmversagen drohte, ihn berufsunfähig zu machen. Kein Arzt oder Stimmbildner konnte ihm helfen. So begann er, sich selber mit den Vorgängen beim Sprechen zu beschäftigen und entdeckte, dass der Grund für seine Erkrankung eine falsche Körperhaltung war.

Er begann zunächst, nur sich selbst zu therapieren, veröffentlichte dann aber seine Erfahrungen und begann andere in seiner Methode auszubilden. Zu seinem Schüler- und Fördererkreis gehörten Schriftsteller wie Bernhard Shaw, Aldous Huxley und der amerikanische Philosoph und Pädagoge John Dewey.

Heute ist diese Schule weltweit verbreitet. Nur zum Teil als Therapieform. Vor allem Schauspieler, Tänzer und Musiker nutzen die Methode, um einen natürlicheren Gebrauch des eigenen Körpers zu erlangen. Die Lehrer der Alexander-Technik führen die Teilnehmer in ihren Lektionen durch Situationen und Abläufe des Alltags: Stehen, Gehen, Aufstehen, am Computer Arbeiten oder Atmen. Durch manuelle und verbale Anleitungen erfahren die Lernenden, wie sich ein befreites, gut koordiniertes und ökonomisches Handeln anfühlt und auswirkt. Sie lernen, wie sie dieses in ihren Alltag und in ihren Beruf integrieren können.

Mehr über die Alexander-Technik im Web unter diesem Begriff oder der englischen Schreibweise »Alexander Technique«.

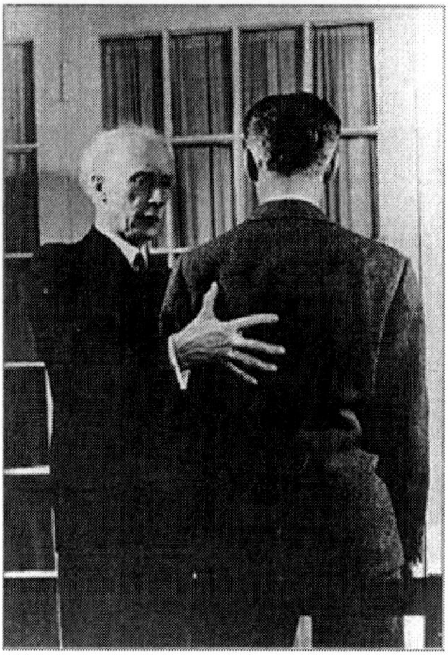

Abbildung 3.1: F. M. Alexander: »Wenn Ihr aufhört, das Falsche zu tun, geschieht das Richtige von selbst.«

3.1.4 Schuhspitzen zeigen in die Mitte des Raums

In Vortragsphasen, wenn Sie zu der Gruppe sprechen, gilt:

Wichtig

Egal, wo Sie sich gerade im Raum befinden, Ihre Schuhspitzen zeigen immer in die Mitte des Raums.

Warum? Denken Sie an den Satz von Lorenz. So gewährleisten Sie, dass die Übergänge gut klappen. Der Schall Ihrer Worte fließt in die richtige Richtung. Die Teilnehmer können Ihre Gestik und Mimik wahrnehmen. Sie können das nonverbale Feedback der Gruppe aufnehmen und verarbeiten. Das ist die optimale Stellung.

3.1.5 Blickkontakt

Ohne das berühmte »Forschungen haben gezeigt ...« zu bemühen, wird mir jeder abnehmen, dass Kommunikation besser klappt, wenn man sich dabei gegenseitig ansieht. Wenn Sie sich an alles halten, was bisher zum Thema richtig Stehen gesagt wurde, können Sie fast schon gar nicht mehr vermeiden, die Teilnehmer anzusehen. (Es sei denn, Sie schauen in eine imaginäre Wolke, die über den Köpfen der Teilnehmer schwebt. Diesen Fehler gibt es auch.)

Wichtig ist jedenfalls noch, dass der Blickkontakt auch gleichmäßig verteilt wird. Denn:

Risiko

Eine oft zu beobachtende Schwäche ist es, dass Trainer die Schlüsselfiguren einer Gruppe häufiger anschauen.

Beispiel:

Ein Abteilungsleiter, der auch die Schulung bestellt und bezahlt hat, kommt mit seinen Mitarbeitern. Widerstehen Sie dann der Versuchung, diesen Abteilungsleiter zu bevorzugen. Das fängt beim Blickkontakt an. Eine Bevorzugung will er gar nicht. Er bezahlt Sie dafür, seinen Mitarbeitern genauso viel beizubringen wie ihm selbst. Und unter seinen Mitarbeitern züchten Sie sich durch dieses links (oder rechts) liegen lassen die berühmten »schwierigen Teilnehmer«. – Über die Sie dann hinterher nur noch lamentieren können.

Ein guter Tipp ist es, in Vortragsphasen den Blick wie ein Scheibenwischer über die ganze Gruppe von links nach rechts und wieder zurück streichen zu lassen. Ein Scheibenwischer wie bei leichtem Nieselregen, nicht wie bei einem Wolkenbruch.

3.1.6 Versuch Dich nicht als Fesselungskünstler

Gestik ist ein wesentlicher Bestandteil unserer Ausdrucksfähigkeit. Wer seine Gestik fesselt, der fesselt seine ganze Kommunikationsfähigkeit und letztlich sein Denken.

Ihre Gestik kontrollieren die wenigsten bewusst. Deshalb geben Sie Ihren Händen und Armen einfach die Freiheit, ihren Job zu machen, und vergessen Sie sie dann. Unterlassen Sie verschränkte Arme vor der Brust oder hinter dem Körper. Die Hände bleiben aus den Taschen.

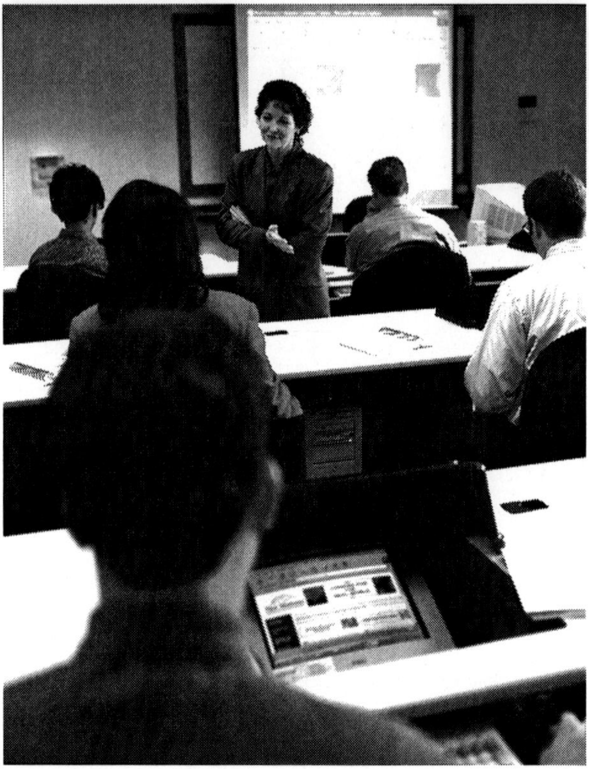

Abbildung 3.2: New Horizons Werbefoto: Leider kein Vorbild!

Halten Sie Ihre Kommunikationsdiener einsatzbereit vor dem Körper, die Unterarme angewinkelt. Wenn Ihnen das unnatürlich erscheint, nehmen Sie einen Flipchartstift in die Hand, auch, wenn Sie gerade nichts anschreiben wollen. Der Stift hält die Hände oben. Er ist ein selbstverständliches Werkzeug für einen Trainer und keiner der Teilnehmer wird sich darüber wundern.

Außerdem hat der Stift noch den positiven Nebeneffekt, dass durch das gelegentliche Wechseln von einer Hand in die andere Nervosität abgebaut wird. Was uns zu dem nächsten Punkt führt:

3.1.7 Ein Hut, ein Stock, ein Regenschirm ...

Nicht nur durch den Stift in der Hand, sondern durch Bewegung überhaupt wird Nervosität abgebaut. Unterdrücken Sie also nicht Ihren Bewegungsdrang, denn damit unterdrücken Sie wieder Ihre gedankliche Flexibilität. Wenn Sie fühlen, dass Sie sich während Ihres Vortrags bewegen müssen, dann tun sie es. Aber! Nicht nach dem Vorbild des Kinderverses: »... seitwärts, vorwärts, rückwärts, stopp.« Sondern möglichst so, dass die Teilnehmer davon relativ wenig wahrnehmen. Dafür kommt es auf die Bewegungsrichtung an. Wenn Sie in einem Raum mit Kinobestuhlung von der Vortragsposition aus wenige Schritte in den Mittelgang gehen (und rückwärts wieder zurück), ist die relative wahrnehmbare Bewegung für die Teilnehmer gering. Anders als wenn Sie vorne quer zu den Teilnehmern hin- und herlaufen wie ein Tiger im Käfig.

Das Hin- und Hertigern widerspräche ja auch einer anderen bereits weiter oben gegebenen Empfehlung. Kleines Rätsel: Welcher? – Außerdem macht es eine zweite schon gegebene Empfehlung zumindest schwierig. Welche ist das? – (Auflösung nicht im nächsten Heft.)

3.1.8 Dein Körper ist ein Gummiband

Die Schuhspitzenregel (Genau! Richtig geraten!) gilt übrigens auch am Flipchart. Als Rechtshänder stellt man sich so, dass man das Flipchart an seiner linken Schulter hat. Die Schuhspitzen zeigen in die Mitte des Raums. Zum Anschreiben muss man sich jetzt also eindrehen. Das ist unbequem, aber gewollt. Denn der Körper funktioniert dann wie ein Gummiband, das man eindreht. Sobald man loslässt, weil man mit dem Schreiben (oder Zeigen) fertig ist, dreht sich der Körper wieder automatisch zurück zur Gruppe. So hat man schnell wieder den Blickkontakt in die Gruppe, der Schall der eigenen Sprache fließt in die richtige Richtung, die Übergänge des Satzes von Lorenz werden optimal bedient.

Wie vorteilhaft diese Technik ist, wird deutlich, wenn man sich mal plastisch die falsche Fußstellung ausmalt. Der Trainer steht also dem Flipchart voll zugewandt, mit dem Rücken zur Gruppe. Jetzt muss er bei jeder Bemerkung an oder aus der Gruppe den Kopf über die Schulter wenden. Er kann so nie alle ansprechen. Die Haltung ist unbequem und der Gummiband-Effekt wirkt in die andere Richtung. In der Regel erzählt er dann seine Geschichten gleich ganz dem Flipchart.

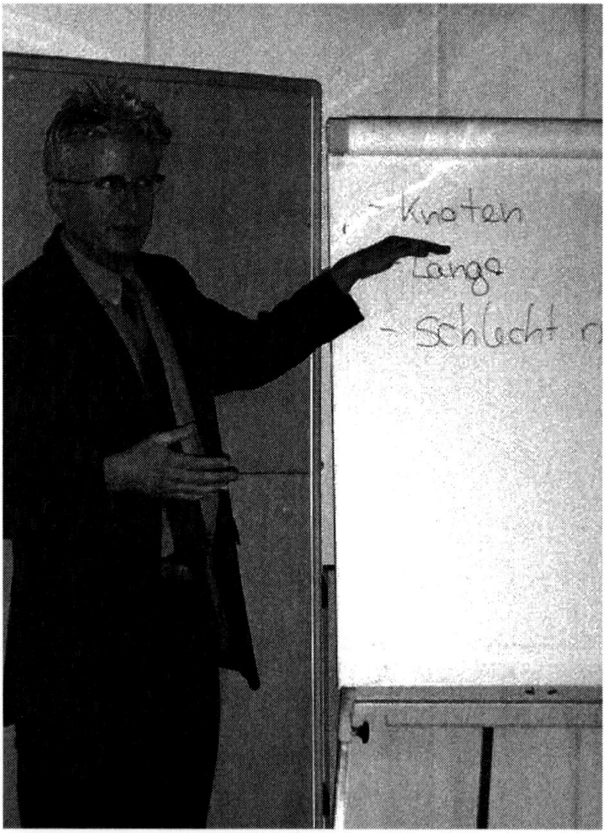

Abbildung 3.3: Der Erklärbär: Punkte 3.1.2 bis 3.1.8 alle richtig

3.1.9 Ein guter IT-Trainer schult von hinten

Zur Erinnerung: Wir sind immer noch beim Thema »Richtig stehen«. Es gab viel zum Wie stehen? und einiges zum Wo? Dies bezog sich immer auf die Vortragsphasen. Aber in einem IT-Training gibt es ja auch noch andere Teile, die Übungsphasen. In diesen Phasen sollen die Teilnehmer ja auf ihren Bildschirm schauen. Warum sie durch Blickkontakt oder Gestik ablenken?

In Übungsphasen nimmt sich der Trainer als zentrale Figur zurück – sogar im wörtlichen Sinn. Er verlässt nämlich seine Podiumsposition vor der Gruppe und geht ganz nach hinten, hinter die Teilnehmer. Von da aus führt er die Teilnehmer als Stimme aus dem Off, wie es bei Kinofilmen heißt. Von hinten kann er alle Bildschirme sehen, hat unmittelbare Erfolgskontrolle, kann seine Anweisungen und Tipps entsprechend angepasst variieren.

Kurz gesagt:

Wichtig

Ein IT-Trainer steht in Vortragsphasen vorn, in Übungsphasen hinten.

Und da in IT-Trainings die Übungsphasen deutlich überwiegen sollten, kann man sagen, ein guter IT-Trainer schult die meiste Zeit von hinten.

3.1.10 Wenn Du störst, stör ich zurück

Der letzte Tipp zum Thema »Richtig stehen« kann auch heißen »Absichtlich falsch stehen« oder »Jemandem auf die Pelle rücken«. Ist klar, das macht man eigentlich nicht. Sich in einer Vortragsphase so dicht an einen Teilnehmer stellen, dass man ihn fast berührt, sich an dessen Tisch lehnen, den Arm Besitz ergreifend auf den Monitor gelegt, vielleicht sogar mit dem halben Po auf den Tisch gesetzt. Das verstößt klar gegen Höflichkeit und Anstand. Es ist unangenehm für den Teilnehmer. Jemand dringt in seine Distanzzone ein. Es ist eine

Störung, ein Affront. Noch mal: So etwas macht man nicht. Tun Sie es nicht!

Außer? Außer man will genau das: den Teilnehmer stören. Warum? Weil der Teilnehmer selbst stört. Weil er nicht bei der Sache ist, in der Software Dinge ausprobiert, die gerade nicht dran sind, nebenbei seine E-Mails liest oder mit der Nachbarin flirtet. In solchen Fällen hilft dieses »Falsche Stehen«. Probieren Sie es bei Bedarf mal aus. Mit Vorsicht und nicht gleich mit der letzten Eskalationsstufe anfangend. Es klappt wunderbar. Ich habe noch keinen Teilnehmer erlebt, der munter seine E-Mails weiter liest, während ich direkt vor ihm stehe und dem Rest der Gruppe einen wichtigen Punkt erläutere.

3.2 Richtig Anschreiben

3.2.1 Die richtigen Stifte

In professionellen Schulungsumgebungen gibt es üblicherweise zwei Alternativen zum Anschreiben: Flipchart oder Whiteboard.

Wer wohl auf die Idee gekommen ist, unterschiedliche Stifte dafür zu erfinden?

Risiko

Wenn Sie in einen Schulungsraum kommen, wo ein Whiteboard ist, schmeißen Sie alle Permanent Marker sofort in den Papierkorb.

Es nützt nichts, sie irgendwo in eine Ecke zu legen. Oder souverän zwei Häufchen zu bilden: »Ich schaff das schon.« – Sie werden es nicht schaffen. Irgendwann im Lauf der Schulung wollen Sie die Tafel wischen – und es geht nicht mehr. Also weg damit! In den Papierkorb – oder wenn's ganze Vorratspackungen sind, raus aus dem Raum. Geben Sie es der Schulungsleitung, dem Empfang, der Sekretärin. Wem auch immer. Jedenfalls raus aus dem Raum damit!

Und womit schreiben Sie dann? Natürlich mit Ihren eigenen Stiften! Das ist so ziemlich das einzige Handwerkszeug, das Sie als Trainer immer dabei haben sollten. Gute Köche haben ihr eigenes Messerset. Gute Trainer haben ihr eigenes Boardmarker-Set. Immer dabei, immer griffbereit, immer frisch.

Tipp

Es reicht ein Viererpack: schwarz, blau, grün und rot. Alle anderen Farben sind quatsch. Siehe unten.

Wichtig

Die Form der Filzspitze ist noch wichtig! Sie sollte nicht rund und kegelförmig sein wie ein Raketenkopf, sondern eckig wie ein Teppichmesser. Die Stifte der Metaplan-Merchandiser NITOR sind beispielhaft gut. Man hält sie so, dass die lange Spitze auf halb Sieben zeigt. Dadurch werden senkrechte Striche breiter als waagerechte. So ergibt sich ein besser lesbares und interessanteres Schriftbild.

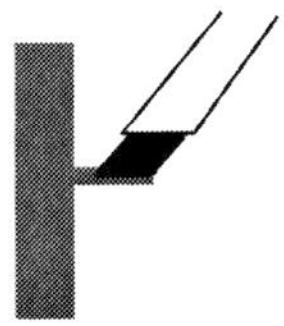

Abbildung 3.4: Richtige Stifthaltung beim Schreiben am Flipchart oder Whitboard

3.2.2 Rot ist keine Schreibfarbe!

Der wichtigste Rat für den Einsatz der Farben:

Wichtig

Entscheide Dich!

Leider sieht man das selten: dass sich Vortragende, die etwas anschreiben wollen, für eine bestimmte Farbe entscheiden. In der

Regel sieht man sie nach dem ersten besten oder schlechtesten Stift grabschen, der rumliegt.

Aber das sind eben keine Profis. Profis entscheiden sich. Jedesmal! Bei jedem Wort, bei jeder Zeile, bei jedem Strich neu. Deswegen suchen Profis vielleicht auch mal einen Moment nach dem richtigen Stift. Kleine Pausen mögen entstehen. Profis haben kein Problem damit.

Was sind die Entscheidungskriterien?

Wichtig

Schwarz ist Haupt-Schreibfarbe. (Seit Gutenberg, übrigens.)

Der schwarze Stift ist der, der am meisten eingesetzt wird. Für normalen Fließtext. Er ist immer am schnellsten alle.

Vorsicht

Rot ist Signalfarbe.

Der rote Stift ist der, der am längsten hält. Wird nur benutzt für ganz wichtige Hervorhebungen. Dieser Stift malt oder schreibt selten für sich allein. Er ist immer Assistent der anderen Farben. Setzt mal nur ein Ausrufezeichen, unterstreicht oder umkringelt Wichtiges. Rot ist der Stift für Achtung!, Warnung!, Regel! etc.

Tipp

Blau und Grün sind Unterscheidungsfarben

Man benutzt sie, um in dem schwarz geschriebenen Fließtext Hervorhebungen zu machen. Beispielsweise für Textteile, die man am Computer vielleicht kursiv oder fett setzen würde.

3.2.3 Buchstaben synthetisieren

Menschen haben lesbare oder weniger gut lesbare Handschriften. Da kann man meistens nicht mehr viel dran ändern. Grundsätzlich gilt für das Schreiben am Flipchart oder Whiteboard, dass Druckschrift, bei der jeder Buchstabe einzeln steht, besser zu lesen ist als eine durchgezogene Handschrift, bei der alle Buchstaben eines Wortes miteinander verbunden sind.

Wessen Schrift eher zu der Kategorie »Sauklaue« gehört, sollte sich angewöhnen, Buchstaben wie ein ABC-Schütze aus seinen Einzelelementen zu synthetisieren. Ein A besteht aus drei Geraden, ein B aus einer senkrechten Geraden und zwei Halbkreisen usw. Jedes Element einzeln ansetzen. Das erhöht die Lesbarkeit enorm. Die Zeit dafür hat man. Die Teilnehmer lieben und brauchen Pausen. Siehe den Abschnitt »Pausen sind notwendig«.

3.2.4 Üben Sie Symbole

Nicht jeder Trainer kann zeichnen wie ein Künstler. Und wenn, wären detailvolle Illustrationen auch fehl am Platze. Gefragt sind kurze Visualierungen, die das gesprochene Wort unterstützen. Üben Sie für häufig wiederkehrende Elemente Symbole ein, die leicht zu zeichnen sind und wenig Zeit kosten.

Es muss nicht perfekt sein. Kein Kreis muss wie mit dem Zirkel gezogen sein. Wenn die Proportionen nicht ganz stimmen, macht es nichts. Vergessen Sie auf jeden Fall Perspektiven.

Versuchen Sie aber immer wieder, ihre Zeichnungen bezüglich des Aufwands zu optimieren. Zählen Sie wirklich die Striche. Je sparsamer sie etwas skizzieren, desto besser.

Wenn Sie beispielsweise eine Person, einen Menschen, einen Anwender zeichnen wollen, vergessen Sie das Strichmännchen der Kinderzeichnungen. Es besteht aus sechs Elementen. Einfacher kann man einen Menschen auch mit drei Elementen darstellen. (Das Strichmännchen wirkt auch immer ein bisschen Schizzo.)

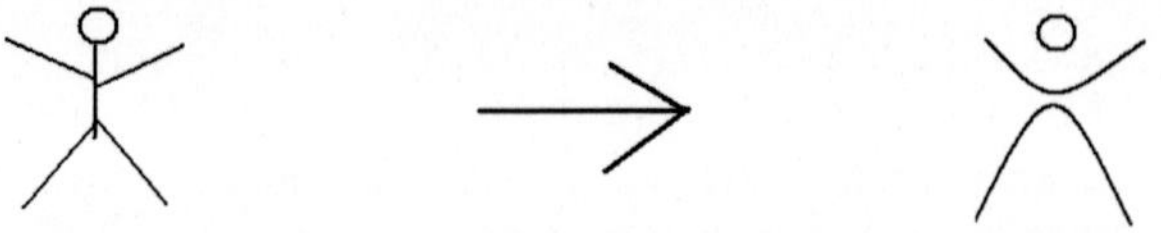

Abbildung 3.5: Ganzheitliche Persönlichkeit statt Schizzo

Weitere Beispiele:

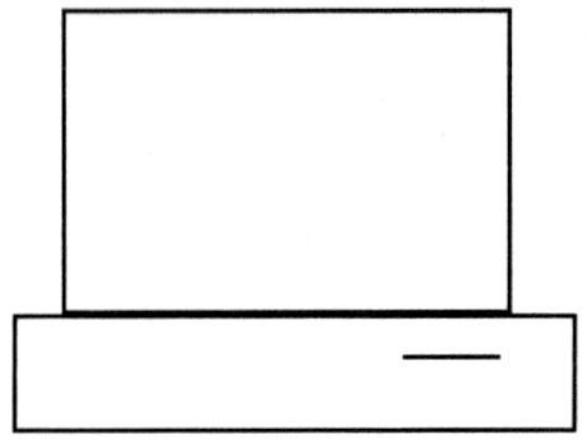

Abbildung 3.6: So malt man einen Computer.

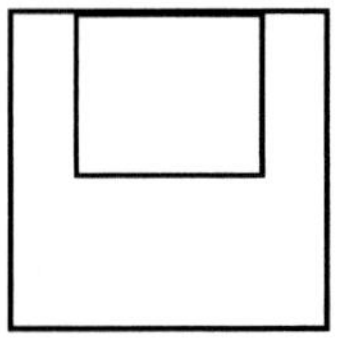

Abbildung 3.7: So malt man eine Diskette.

3.2.5 Stift zu!

Da die Stifte ja Ihre eigenen sind, selber bezahlt, haben Sie bestimmt ein Interesse daran, dass sie möglichst lange halten. Köche wischen ihre Messer immer wieder ab, damit sie keine Rostflecken bekommen. (Gute Messer sind nicht rostfrei.) Trainer machen ihren Stift immer wieder gleich zu, damit er nicht austrocknet. Mit offenem Stift in der einen und Kappe in der anderen Hand gestikulierend und schwadronierend durch den Raum waten, gehört er in die Kategorie »Feuerzangenbowle«.

3.2.6 Die magische 7

Tipp

Schreiben Sie nie mehr als sieben Punkte zu einem Thema an.

Sieben Spiegelstriche, sieben Bullit Points, sieben Blickfangpunkte. Sieben ist die magische Zahl. Sieben Elemente können die meisten Menschen noch auf einen Blick erfassen. Warum ist das so? Keine Ahnung und je m'en fous. Eine Grenze macht jedenfalls Sinn. Wenn ich nicht in der Lage bin, einen komplexen Sachverhalt auf wenige wesentliche Gedanken zu reduzieren, habe ich eh meine Aufgabe verfehlt. Außerdem: Viel mehr passt auf ein Flipchart auch gar nicht drauf. ☺

Alles dito übrigens für PowerPoint-Folien.

3.2.7 Protokoll- und Schmierzettelmodus

Stellen Sie sich vor, Sie erarbeiten mit den Teilnehmern ein bestimmtes Thema am Flipchart. Sie malen vielleicht ein Schaubild oder Sie zergliedern einen Ablauf in Einzelschritte, die Sie nummerieren (maximal sieben). Das ist die eine Verwendung des Flipcharts.

Ein anderes Mal wollen Sie nur kurz zeigen, wie sich ein Fremdwort oder Fachausdruck schreibt. Oder die Teilnehmer sollen eine bestimmte IP-Adresse eintippen, und damit keine Fehler passieren, schreiben Sie sie an. Das ist die andere Verwendung.

Man benutzt also die Schreibmedien in zwei verschiedenen Modi. Ich nenne sie Protokollmodus und Schmierzettelmodus.

Im Protokollmodus entwickelt man Darstellungen, die man später vielleicht noch einmal braucht, an die man später zurückblättert, die man dann vielleicht auch noch ergänzt und die die Teilnehmer auch so mitschreiben oder abmalen sollen.

Im Schmierzettelmodus gibt man Kurzinfos, die schon wieder unwichtig werden, sobald sie angekommen sind.

Bitte halten Sie diese beiden Modi auseinander und seien Sie sich immer im Klaren, in welchem Modus Sie das Medium gerade benutzen. Zerstören Sie Ihre schönen entwickelten Darstellungen nicht durch Gekritzel, das da nicht reingehört, und entwickeln Sie nichts Wichtiges auf einem Schmierzettel.

Wenn Sie in einem Schulungsraum beides zur Verfügung haben, bietet es sich an, das Flipchart für den Protokollmodus und das Whiteboard für den Schmierzettelmodus einzusetzen.

3.2.8 Fragen enden mit einem ?

Trivial, aber leider oft verschlampt:

Wichtig

Wenn Sie als Trainer etwas an die Tafel, das Flipchart oder in eine PowerPoint-Folie schreiben, das eine Frage darstellt, dann enden Sie mit einem Fragezeichen!

Wenn Sie das Fragezeichen vergessen, vergeben Sie sich Klarheit und Präzision. Die Teilnehmer haben genug Schwierigkeiten mit dem Stoff. Sie müssen nicht noch durch Ihre Nachlässigkeit zusätzlich verwirrt werden.

Wichtig

Dieser Hinweis gilt nicht nur für's Schreiben, sondern auch für's Sprechen, nämlich für das Fragezeichen in der Stimme. Im Deutschen wird zum Ende einer Frage die Stimme gehoben. Oder?

Und dieser Hinweis gilt – kleiner Exkurs weg vom eigentlichen Thema dieses Buchs – auch für Betreffzeilen von E-Mails. Auch hier: wenn Sie einen Empfänger etwas fragen oder um etwas bitten, setzen Sie ein Fragezeichen in die Betreffzeile.

3.2.9 Neues Thema, neue Seite

Wenn Sie mit einem Modul oder einem Abschnitt zu Ende sind und einen neuen anfangen wollen, dann machen Sie das auch durch frische Medien deutlich. Die Weißtafel gehört abgewischt, das Flipchart einmal umgeblättert.

Inszenieren Sie das regelrecht als Ritual. Große Gesten beim Wischen, geräuschvoll umblättern. Die Teilnehmer erkennen so leichter die Struktur in Ihrem Programm. Und Sie schaffen immer wieder neue Einstiegspunkte für Teilnehmer, die vielleicht mal einen Moment weggenickt sind. »Ah, jetzt kommt was Neues.«

Eine Variante dieses Ratschlags ist seine Anwendung, wenn Sie in einer Vortragsreihe mit anderen stehen. Wenn Sie das Podium von einem Vorredner übernehmen, wischen Sie die Tafel und blättern Sie das Flipchart. So viel Zeit muss sein. Und außerdem: Jetzt sind Sie dran und Sie haben was Eigenes zu sagen (und anzuschreiben)!

3.3 Das Richtige anschreiben

Anschreiben kostet Zeit. Das ist für sich genommen kein Problem. Sie müssen sich nur jedes Mal fragen: Ist es das wert? Bringt es zusätzliche Klarheit, wenn ich das jetzt noch anschreibe?

Vermeiden Sie jedenfalls unnötige Redundanz. Sachen, die die Teilnehmer am Bildschirm oder am Beamer sehen, brauchen Sie nicht ein weiteres Mal hinzuschreiben.

Oft sind Zusammenfassungen nützlich. Das dritte der »Drei T«. Nach einer längeren Übungsphase, in der jeder mehr oder weniger einzeln für sich gearbeitet hat, versammelt sich die Gruppe sozusagen wieder gedanklich um das Flipchart und hält klärende Rückschau. Der Trainer fragt: »Wie war das noch? Was haben wir getan? Was waren die Schritte zum ...?«

Dadurch, dass Sie diese Zusammenfassung vorne am Flipchart vorschreiben, geben Sie den Teilnehmern in der Regel auch unausgesprochen den Impuls, es sich selbst aufzuschreiben. Sie sind darin also Vorbild. Dessen sollten Sie sich bewusst sein. Bei vielen Teilnehmern ist der eigene Mitschrieb am Ende des Seminars genau das, was der Trainer angeschrieben hat, nicht mehr und nicht weniger.

3.3.1 Fremdwörter und Abkürzungen

Eine gute Praxis ist es, gleichartige Informationen in Sammlungen zusammenzufassen. Wenn die erste Abkürzung aufgeklärt werden soll, kommt sie nicht irgendwo hin – es wird nicht im Schmierzettelmodus gearbeitet -, sondern es wird die letzte Flipchart-Seite aufgeschlagen, das Blatt bekommt die Überschrift »Abkürzungen«. Hier wird die Abkürzung jetzt hin- und ausgeschrieben. Im Laufe der Schulung folgen weitere.

Dito für Fremdwörter oder Tastenkombinationen oder andere zusammengehörige Informationen.

Tipp

So entsteht im Laufe der Schulung auf den hinteren Flipchartseiten ein »Anhang« wie bei einem Buch.

3.4 Richtig Sprechen

»Gesagt ist noch lange nicht gehört.«

3.4.1 Sprechtechnik

Welche Berufsgruppen würden Sie nennen, wenn ich Sie nach Berufssprechern frage? Schauspieler? Nachrichtensprecher? Die Frau von der Zeitansage? (Kleiner Scherz nach Tom Stoppard.) – Und Ihr eigener Beruf Software-Trainer? Wäre Ihnen der auch unter der Kategorie Berufssprecher eingefallen? Den meisten nicht.

Tatsächlich sprechen Sie in einem achtstündigen Training wahrscheinlich mehr als Frederick Matthias Alexander. Und das ist kein Party-Plaudern, das ist professionelles Sprechen, was Ihnen da abverlangt wird. Sind Sie darauf vorbereitet? Haben Sie das gelernt? So wie ein Schauspieler oder ein Nachrichtensprecher? Wahrscheinlich nicht.

Ich kann nur sagen, dann wird's aber Zeit!

Wenn Ihr schwarzer Stift alle ist, nehmen Sie den nächsten. Wenn die Lampe im Beamer nicht mehr brennt, tauschen Sie sie aus. Wenn Ihr Laptop abraucht, besorgen Sie sich einen neuen. Wenn Ihre Stimme versagt, ... oops.

Risiko

Machen Sie sich klar: Ihre Stimme ist das einzige Präsentationsmittel, das nicht auswechselbar ist. Wenn Sie nicht mehr sprechen können, sind Sie berufsunfähig.

Also lernen Sie, Ihre Stimme richtig zu benutzen, und zwar so, dass sie acht Stunden durchhält, Tag für Tag. Das entsprechende Ausbildungsfach nennt sich Sprechtechnik und die Menschen, die darin ausbilden, nennen sich Logopäden oder Sprachbildner oder Sprecherzieher. Ein Sprechunterricht kostet natürlich Geld. Etwa genauso viel übrigens, wie Sie auch nehmen für Ihren Unterricht. Klaro, denn er ist auch genauso gut und genauso nützlich. Leisten Sie sich diese Investition! Dies ist auf jeden Fall billiger als die Prämien für eine Berufsunfähigkeitsversicherung.

Bei einem guten Sprecherzieher lernen Sie

- die wichtigsten Grundgesetze des Sprechens,
- richtige Haltung und Atmung,
- nützliche Lockerungsübungen zum Warmmachen vor Beginn des Seminars,
- Resonanzübungen, die Ihnen eine kräftige, tragende Stimme verleihen, mit der Sie auch gegen 15 PC-Lüfter bestehen können,
- Lautgriffübungen, die Ihnen zu einer klareren und deutlicheren Aussprache verhelfen
- und viele Wort- und Satzübungen, die oft sehr witzig sind und viel Spaß machen.

Der Klassiker für solche Wort- und Satzübungen ist »Der kleine Hey«, um 1900 zum ersten Mal von Julius Hey herausgegeben. Seitdem haben Generationen von Schauspielerschülern Sprüche wie diesen geübt:

> *Barbara saß nah am Abhang, / Sprach gar sangbar – zaghaft langsam; / Mannhaft kam alsdann am Waldrand / Abraham a Santa Clara!*

Inzwischen gibt es aber Alternativen. Zwei sehr witzige Beispiele hat mir freundlicherweise der Schauspieler und Kabarettist Ernst Stankovski für die Erstveröffentlichung hier in diesem Buch zur Verfügung gestellt. Er präsentiert sie sonst in seinen Bühnenauftritten unter dem Titel »Sprechfutter für Sprachvögel«. Als Buch sind sie noch nicht erschienen.

Nebenbei lernen Sie bei einem Sprecherzieher auch gleich noch ein bisschen was über die deutsche Sprache, Unterpunkt Aussprache. Ein Beispiel dafür: ...ig im Auslaut wird nach den Regeln der deutschen Aussprache wie ...ich ausgesprochen. Viele aber denken, gerade wenn sie besonders deutlich sprechen wollen, sie müssten »zwanzick« sagen. Verkehrt! Es heißt »zwanzich«.

Der Klassiker für diese Abteilung von »Richtig sprechen« ist übrigens:

- Der DUDEN, Band 6, Das Aussprachewörterbuch, Bibliografisches Institut, Mannheim.

Eine akzeptable Alternative zu einer intensiven Beschäftigung mit Aussprache und Sprechtechnik wäre die oben beschriebene Alexander-Technik.

3.4.2 Sind Pausen peinlich?

Manche Trainer denken, Sie müssten ständig Programm machen. Download ohne Ende. Wenn mal ein Moment Pause entsteht, weil Sie etwas nicht gleich finden, ist ihnen das peinlich.

Nichts ist verkehrter als das.

Wichtig

Pausen – hier Sprechpausen – sind gut und notwendig!

Machen Sie sich folgenden Ablauf klar:

Was macht ein Trainer, bevor er anfängt zu sprechen?

Er denkt. (Sollte er jedenfalls.) Er denkt darüber nach, was er sagen will.

Was macht der Teilnehmer in der Zeit?

Er dattelt rum. Macht sich Notizen. Flirtet mit der Nachbarin.

Was macht der Teilnehmer, wenn der Trainer anfängt zu sprechen?

Er dattelt immer noch rum usw. Erst einen Moment später fängt er an zuzuhören.

Was macht der Teilnehmer, wenn der Trainer fertig ist?

Er verarbeitet das Gehörte.

Was macht er danach?

Probiert vielleicht was aus. Macht sich Notizen. Formuliert in Gedanken eine Frage.

Die Abbildung veranschaulicht das Beschriebene:

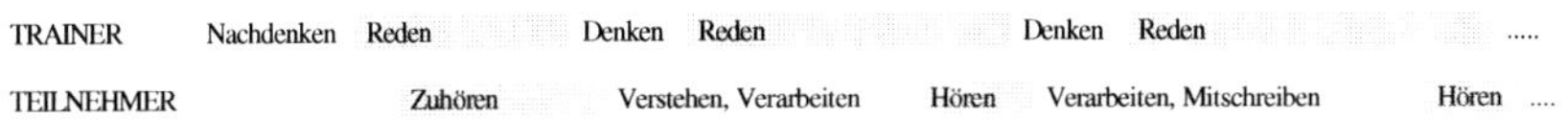

Abbildung 3.8: Die Hören-Teile decken sich nicht mit den Reden-Teilen. => Die Teilnehmer bekommen bloß ein Drittel von dem mit, was der Trainer sagt.

Fazit: Nach dem Sprechen des Trainers ist der Teilnehmer erstmal eine Weile beschäftigt! Wenn der Trainer ohne Pause an sein letztes Sprechen eine zweite Sequenz anhinge, würde er in die Verarbeitungsphase der Teilnehmer hinein sprechen. Diese wären dann entweder genötigt, die Verarbeitungsphase abzubrechen und dem neuen Gedanken zuzuhören – oder den Trainer zu ignorieren und die zweite Information dankend auszulassen. Typischer Fall von Satz von Lorenz.

Der korrekte Sprechrhythmus eines Trainers mit Vermittlungsinteresse geht also so:

Denken – Sprechen – Pause[1] – Pause – Pause – Denken – Sprechen – Pause – Pause ...

3.5 Das Richtige sprechen

Was Sie den Teilnehmern sagen sollen, gehört natürlich nicht in dieses Methodikbuch. Aber ein paar Empfehlungen für günstige oder ungünstige Formulierungen kann ich Ihnen schon geben.

3.5.1 »Vielleicht wissen ja einige ...«

Empfehlung Nummer eins:

Tipp

Sprechen Sie keine generalisierenden Annahmen über die Fähigkeiten oder Vorkenntnisse der Teilnehmer aus.

Wenn Sie häufiger Aussagen treffen wie »Sie wissen ja alle, dass ...«, erziehen Sie sich Ihre Gruppe zu Schweigern. Wer wird sich nach so einer Feststellung schon outen wollen und noch eine Frage stellen?

Eine ähnlich schädliche Formulierung ist »Wie Sie ja alle bestimmt noch von gestern wissen, ...« Wer wird schon zugeben wollen, dass er gestern scheinbar geschlafen hat oder mit einem extremen Kurzzeitgedächtnis ausgestattet ist?

Ein letztes Negativ-Beispiel: »Sie haben ja bestimmt alle DSL zu Hause.« Wer wird sich jetzt schüchtern melden und bekennen, dass er noch einen Analog-Anschluss mit Modem hat?

Vermeiden Sie also solche Aussagen! Sie wollen solche generalisierenden Feststellungen ja eigentlich auch gar nicht wirklich machen. Was Sie mit diesen Sätzen erreichen wollen, ist ja nur, einen Anknüpfungspunkt für das nächste Thema oder den nächsten Gedanken zu

1. von mir aus mit Denken, kann nicht schaden.

schaffen. Das können Sie weiterhin. Aber formulieren Sie »einige« statt »alle« und »vielleicht« statt »bestimmt«. Zum Beispiel so:

»Vielleicht kennen einige von Ihnen ja den Verhaltensforscher Konrad Lorenz.«

3.5.2 »Wie viele von Ihnen ...«

Die zweite Empfehlung zum Thema »Das Richtige sagen« hat den gleichen Hintergrund wie die erste, nämlich die Teilnehmer nicht unnötig zu peinlicher Selbstoffenbarung zu zwingen.

Schädlich sind Fragen wie »Wer von Ihnen hat schon mal Daten verloren und hatte dann kein Backup?«

Auch hier wieder dient die Frage eigentlich nur als Anknüpfungspunkt für das nächste Thema. Sie wollen es nicht wirklich von jedem Einzelnen genau wissen. Tipp:

Tipp

Ersetzen Sie in solchen Fragen »Wer« durch »Wie viele«.

Dadurch verliert die Frage die Aufforderung zur Selbstoffenbarung. Sie erhält den Charakter einer statistischen Umfrage. Es interessiert nicht mehr jeder einzelne, sondern nur das Gesamtbild. Jetzt kann man leicht den Finger heben.

Dabei würde mich interessieren: Für wie viele von Ihnen ist dies eigentlich das erste Methodikbuch, das Sie lesen?

3.5.3 Nichts ist schwer! Nichts ist leicht!

Tipp

Vermeiden Sie es, den Stoff, den Sie unterrichten, mit Worten wie »schwer« oder »leicht« oder deren Synonymen[2] zu bewerten.

2. schwierig/einfach

Unterlassen Sie beispielsweise Aussagen wie »Jetzt kommt ein schwieriges Thema.« Sie machen einigen Teilnehmern vielleicht nur Angst.

Was wollen Sie mit so einer Ansage auch erreichen? Etwa, dass die Teilnehmer besser aufpassen und sich konzentrieren? Dafür haben Sie bessere, nonverbale Mittel, wenn Sie dieses Buch gelesen haben. Und verbal wäre besser: »Jetzt kommt ein spannendes Thema.«

Sparen Sie sich auch Aussagen wie »Ist doch ganz leicht!«, wenn ein Teilnehmer gerade mal wieder am Stöhnen ist. – Leicht? Mag ja sein. Für Sie vielleicht. Aber für den Teilnehmer eben gerade nicht.

Das bringt uns auf den logischen Grundfehler solcher Aussagen:

Wichtig

»Leicht« oder »schwer« ist immer eine Aussage über eine Relation zwischen *zwei* Sachen. Es kann nie die Eigenschaft oder ein Attribut von nur *einer* Sache sein.

- Ist Fahrradfahren leicht? Kommt drauf an, ob man ein Kind ist oder ein Erwachsener, ob es bergauf geht oder bergab, ob der Wind von vorne bläst oder von hinten usw.
- Ist Ungarisch lernen schwer? Kommt drauf an. Wenn man Estnisch kann ...

Logischen Fehler verstanden? – Ist doch ganz leicht, oder?

Ersetzen Sie »einfach« durch »nur«

Es gibt eine verbreitete Nutzung des Wortes »einfach«, die sich zum Beispiel ausdrückt in Sätzen wie »Drücken Sie einfach Enter!« oder »Machen Sie einfach einen Doppelklick!«.

Diese Anweisungen sind im Lichte des oben Gesagten fragwürdig. Wenn's so einfach wäre, hätte der Teilnehmer ja [Enter] gedrückt oder den Doppelklick gemacht. Offensichtlich ist das für ihn gerade gar nicht einfach.

Wenn man genau hinhört, merkt man aber, dass der Trainer eigentlich mit seiner Anweisung gar kein Urteil darüber fällen wollte, ob etwas einfach oder schwer ist. Gemeint ist in Wirklichkeit »Drücken Sie *nur* Enter!« oder »Machen Sie nur einen Doppelklick!« im Sinne von »Mehr brauchen Sie nicht zu tun.«

Fazit: Wenn mit »einfach« eigentlich »nur« gemeint ist, dann benutzen Sie auch »nur«.

Tipp

Ersetzen Sie in Bedienungsanweisungen an die Teilnehmer das Wörtchen »einfach« durch »nur«.

3.5.4 Höflichkeit ist eine Zier, doch weiter kommt man ohne ihr

Höflichkeit und Anstand spielen eine wichtige Rolle! Das ist in dem Kapitel »Beziehungskiste« betont. Es gibt aber zwei Ausnahmen, bei denen ich ausdrücklich dazu anrate, sich die in der Kindheit eingebimsten Floskeln wieder abzugewöhnen.

Imperativ

Tipp

Wenn Sie in den Übungsphasen die Teilnehmer führen, dann benutzen Sie allein den Imperativ. »Drücken Sie ...« – »Klicken Sie ...« – »Öffnen Sie ...« – »Schließen Sie ...«

In den Übungsphasen brauchen die Teilnehmer ganz klare, unmissverständliche Anweisungen. Dazu ist die Befehlsform das einzige Mittel. Das berühmte Zauberwort, das man Kindern beibringt, ist da auch überflüssig.

Vergessen Sie also das höfliche »Würden Sie bitte vielleicht alle mal Enter drücken.«. Und der Krankenschwester-Duktus à la »Wir drücken jetzt alle mal Enter« gehört auch eher in eine Comedy-Serie.

Sich nicht entschuldigen

Die zweite Aufforderung, konsequent unhöflich zu sein, ist:

Tipp

Entschuldigen Sie sich nicht für Fehler!

Warum? Sie vergrößern damit nur die Störung.

Beispiel: Sie sind in einer Vortragsphase, haben den Stift in der Hand, lassen Ihrer Gestik freien Lauf – und dabei fällt Ihnen der Stift aus der Hand und vor Ihnen auf den Boden.

Zweites Beispiel: Sie verschreiben sich am Flipchart. Ein Teilnehmer verbessert Sie.

Drittes Beispiel: Ihnen steckt ein Frosch im Hals, Sie müssen sich räuspern.

In all diesen Fällen würde sich der Standard-Trainer, wie man ihn ungespritzt vom Baum pflückt, entschuldigen. Aber warum? Dadurch macht man doch nur noch mehr aufmerksam auf die Störung – und verlängert sie.

In diesen Fällen und in anderen: Lassen Sie das Entschuldigen sein! Heben Sie den Stift auf, ohne Ihren Vortrag zu unterbrechen. – Sagen Sie kurz »Danke« zum Teilnehmer und korrigieren Sie still den Fehler am Flipchart. – Räuspern Sie sich, wenn Ihnen danach ist, und fahren Sie in Ihrem Vortrag fort.

3.5.5 Streichen Sie das Wort »Möglichkeit«

Moderne Standardsoftware hat die Qualität von Infrastruktur. Als Weltmarktprodukt wird sie für den universalen und universellen (= unbestimmten) Einsatz entwickelt. Sie soll idealerweise in jedem Land, mit jeder Sprache, für jede Branche, für jede Aufgabenstellung und für Menschen mit jeder körperlichen Besonderheit einsetzbar sein.

Das ist gut. Das macht Standardsoftware so billig.

Der Nachteil: Man bezahlt mit seinem Kauf auch Infrastruktur, die man nie im Leben brauchen wird. Aber so ist das nun mal mit Infrastruktur. Wer darüber lamentiert, dass »die Programme ja heutzutage viel zu voll gepackt sind mit lauter Features, die kaum einer braucht«, verkennt die Situation. Das ist, als würde man sich darüber beschweren, dass »das Autobahnnetz jetzt ja viel zu groß ist. Das braucht doch keiner. Ich jedenfalls fahr immer nur von Lübeck nach Hamburg. Von mir aus könnte man sämtliche Strecken in Süddeutschland abschaffen.« Ein lächerlicher Gedanke. Aber wenn jemand das Gleiche über Word oder Excel sagt, wird ernsthaft genickt.

Was heißt das für IT-Schulungen?

Für den Anwender ergibt sich ja die Schwierigkeit, das universelle, für den unbestimmten Einsatz entwickelte Werkzeug einer bestimmten Nutzung zuzuführen. Und dafür soll der Trainer ihn ausbilden. Es ist also nicht zielführend, in der Schulung weiterhin die ganze Zeit das Universelle, die Redundanz der Optionen, die Vielfalt der Möglichkeiten vorzuführen.

Leider laufen aber viele Schulungen so. Die typischen Sätze solcher Schulungen: »Sie haben die Möglichkeit ... oder ... Sie können aber auch ... oder über diese Option ...«

Grässlich! Es wird immer nur der Werkzeugkasten vorgeführt, anstatt wirklich einmal das Werkzeug in die Hand zu nehmen und etwas zu schaffen.

Wie schulen Sie richtig?

Wichtig

Streichen Sie den Satz »Sie haben die Möglichkeit ...« aus Ihrem Repertoire!

Treffen Sie für die Teilnehmer die Entscheidungen. Machen Sie ihnen durch Ihre Übungsbeispiele vor, welche der vielfältigen Möglichkeiten (zunächst) die beste ist. Führen Sie die Teilnehmer durch klare Anweisungen im Imperativ. Reduzieren Sie die Komplexität der Software.

3.5.6 Die Technik der Bedeutungsdoublette

Die Technik der Bedeutungsdoublette, die gleichzeitige Nennung eines Fachausdrucks und seiner Erklärung, benutzen Sie, um den Teilnehmern elegant und unauffällig Fachvokabular, Fremdwörter oder Abkürzungen beizubringen. Grammatikalisch ist es eine Apposition, die nähere Bestimmung eines Satzteils.

Rätsel: Wie oft wurde die Technik in dem oberen Absatz benutzt?

Weitere Beispiele:

- »Schreiben Sie hinter die Domäne den Backslash, den umgekehrten Schrägstrich, und dann Ihren Benutzernamen.«
- »Das Active Directory, die Zentralstelle zur Verwaltung aller für das Netz relevanten Ressourcen, ist seit Windows ...«
- »Die Firewall, der Grenzschlagbaum zwischen Ihrem internen Netz und dem Internet, unterscheidet sich von einem Virenscanner ...«
- »PPP, das Point-to-Point-Protokoll, wird überwiegend für Breitbandverbindungen ...«

Wenn Sie eine Bedeutungsdoublette, die gleichzeitige Nennung des Fachausdrucks und seiner Erklärung einige Male wiederholt haben, wird sich die Kombination bei den Teilnehmern abspeichern. Sie können dann im weiteren Verlauf den Fachausdruck pur benutzen. Den Teilnehmern wird dabei nicht bewusst, dass sie Vokabeln lernen. Es passiert en passant, im Vorübergehen.

3.5.7 Rede-Müll

Rede-Müll ist [... sozusagen ... wenn Sie so wollen ... ich sag mal ... eigentlich ... eher ... ziemlich ... wie gesagt ... unwichtiges ...] Füllmaterial, das nur dazu dient, [... gewisse ...] Sätze [...unendlich...] in die Länge zu ziehen.

Klar?

Lassen Sie Rede-Müll weg!

Vorsicht

Rede-Müll ist das Verpackungs-Styropor der Sprache.

Lassen Sie es weg. Packen Sie aus, was Sie sagen wollen, bevor es aus Ihrem Mund kommt. Die Teilnehmer werden es Ihnen danken.

»OK«, sagen Sie, »das will ich gerne tun.« Das Problem ist, Ihnen wird Ihr eigener Gesprächsmüll selten auffallen. Um den Redemüll auszumerzen, braucht fast jeder Hilfe.

Tipp

Holen Sie sich einen Freund oder Kollegen ins Seminar[3] und gehen Sie folgendermaßen vor:

---

1. Erklären Sie Ihrem Freund die Problematik.
2. Bitten Sie ihn im ersten Seminarblock darauf zu hören, was »eigentlich«, »sozusagen« ihre Lieblingsworte sind, und eine Strichliste darüber zu führen. (Am besten Sie lassen ihn ganz hinten sitzen, sodass seine Aktivitäten von den anderen Teilnehmern nicht so wahrgenommen werden.)
3. Lassen Sie sich in der Seminarpause von Ihrem Freund Ihre dummen Angewohnheiten sagen.
4. Vereinbaren Sie für den nächsten Block eine Strafgebühr für jedes Müllwort, die gleichzeitig die Belohnung für die Mühe ihres Freundes ist.
5. Bitten Sie Ihren Freund, im Seminarblock bei jedem Müllwort ein kleines akustisches Signal zu geben. Beispielsweise ein kurzes Ticken mit dem Kugelschreiber auf der Tischplatte. Das wird den

3. Oder mich. Kleine Schleichwerbung an dieser Stelle: Ich bin als Trainer oder Coach für alle Themen in diesem Buch natürlich abrufbar.

anderen Teilnehmern nicht auffallen, weil sie die Verabredungen nicht kennen.

Bitten Sie Ihren Freund außerdem, sich über jeden Strich, den er macht, deutlich zu freuen und ab und zu stumm, aber mit Jubelmiene Zwischenstände zu signalisieren. »Schon 10 Euro!«

6. Wiederholen Sie Schritt 5 so lange, bis der Redemüll auf ein nicht signifikantes Maß reduziert ist – oder bis Sie pleite sind ...

3.5.8 Schlechte Ausdrücke unerwünscht!

Wieder das Thema Anstand und Höflichkeit. Alles was Mama schon als »schlechte Ausdrücke« identifiziert hat, gehört natürlich auch nicht in ein Seminar. Dito alle rassistischen, sexistischen und diskriminierenden Bezeichnungen und Vergleiche.

Das ist selbstverständlich und bedarf keiner weiteren Begründung oder Bestätigung.

Risiko

Es sei aber noch der Hinweis gegeben, dass bei der Video-Aufnahme für das CTT+ Zertifikat[4] ein Lapsus in dieser Beziehung sofortiges Durchfallen bedeutet. Man kann in allen abgeprüften Kompetenzen top sein, ein Fäkalausdruck oder Ähnliches, und man ist durchgefallen!

3.5.9 Beißen Sie nicht die Hand, die Sie füttert

Risiko

Sprechen Sie nie negativ über die Software, die Sie gerade schulen, oder über deren Hersteller.

4. Vgl. Kapitel 8

Teilnehmer mögen Kritik äußern, mäkeln, lamentieren. Geben Sie dem etwas Raum, wenn es unbedingt raus muss, aber beteiligen Sie sich nicht daran!

Wenn es ein objektives Problem in der Software gibt, ein Bug, eine irreführende Benutzerführung, beweisen Sie Ihre Professionalität und Ihr Fachwissen, indem Sie den Workaround zeigen.

Andererseits brauchen Sie die Software auch nicht aktiv zu verteidigen. Sie, der Trainer, haben die Software nicht geschrieben. Sie haben Sie auch nicht verkauft. Wenn Teilnehmer irgendetwas schlecht finden, sollen Sie das schlecht finden. Sie verhalten sich dazu neutral.

Risiko

Sprechen Sie nie negativ über das Schulungsunternehmen, für das Sie schulen.

Sie mögen Ihre Kritik haben, ein frischer Ärger sitzt Ihnen noch in den Knochen – behalten Sie es für sich. Der Schulungsraum ist nicht der Ort, wo sie Probleme mit Ihrem Auftraggeber ausbreiten können. Die Teilnehmer können Ihnen sowieso nicht helfen. Mangelnde Loyalität lässt Ihren idiosynkratischen Kredit blitzschnell abschmelzen. Wenn Sie Probleme mit Ihrem Auftraggeber haben, dann sprechen Sie darüber mit denen, die Ihnen diese Probleme bereiten.

Risiko

Sprechen Sie nie negativ über die Unternehmen Ihrer Teilnehmer.

Teilnehmer mögen über bestimmte Abläufe, rigide Strukturen oder einzelne Vorgesetze in ihrem Unternehmen lamentieren. Stimmen Sie nicht mit ein! Geben Sie dem auch keinen Raum! Weisen Sie darauf hin, dass dafür die Schulungszeit zu kostbar ist.

Risiko

Sprechen Sie nie negativ über Teilnehmer oder Unternehmen, die Sie mal geschult haben.

Wenn Sie das tun, ist Ihre Integrität voll im Eimer. Die Teilnehmer denken: »So wie er jetzt über den ehemaligen Teilnehmer spricht, wird er in vier Wochen vor einer anderen Gruppe über mich oder uns herziehen.« Wenn die Teilnehmer zu dieser Ansicht kommen, können Sie einpacken.

3.5.10 Spielen Sie nicht das Lenor-Gewissen

Die Lenor-Werbung mit dem schlechten Gewissen entstand Ende der 60er-Jahre und lief durch die gesamten 70er in immer neuen Variationen. Bespiel: Eine Hausfrau legt die Wäsche in den Schrank und die kratzt. Jetzt meldet sich ihr schlechtes Gewissen. Es tritt bildlich aus ihr heraus und kommentiert ihr Verhalten kritisch.

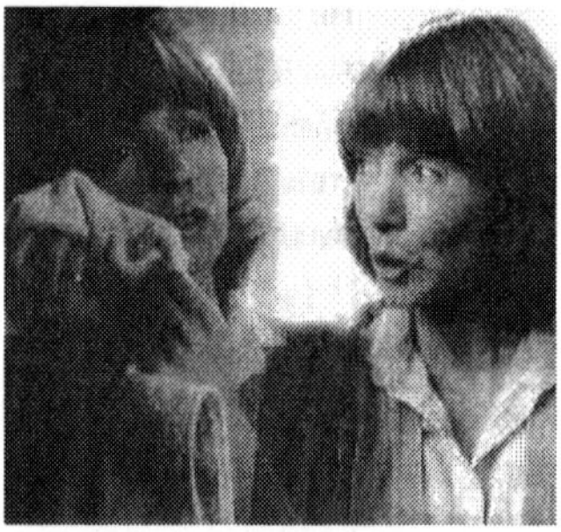

Abbildung 3.9: Lenor-Werbung: Schwerer Fall von Dissoziation

Es gibt Trainer, bei denen hat man den Eindruck, als würden sie ständig diesen Spott nachspielen. Sie sind dauernd dabei, sich selbst methodisch zu kommentieren. Als wenn ein zweites Ich neben ihnen steht und mit ihnen redet.

Beispiele:

- »Ich schreibe das mal auf eine neue Seite.«

- »Ich glaube, ich werde jetzt mal die Handouts austeilen.«
- »Oh, ich sollte wohl doch lieber einen anderen Stift nehmen. Der schreibt nicht mehr so gut.«

Das alles kann man ja gerne vorhaben und denken – aber muss es unbedingt aus dem Mund rauskommen?

Zu all solchen Selbstkommentierungen kann man nur sagen: »Tu es einfach und halt den Rand!«

Tipp

Vermeiden Sie es, sich selbst methodisch zu kommentieren oder gar zu kritisieren.

Schweigen Sie einfach. Tun Sie das, was Sie tun wollen, und seien Sie still dabei.

3.5.11 Richtig Schluss machen

Das Folgende gilt für alle Schlussphasen. Ob sie nun das Ende des Seminars sind oder das Ende eines zeitlichen Abschnitts vor einer Pause, oder ob es sich nur um das Ende eines Themas handelt, dem gleich ein neues folgen soll.

Wichtig

Halten Sie Ihre Versprechungen! Wenn Sie sagen »Zum Schluss will ich Ihnen noch ...«, dann muss der angekündigte Punkt auch wirklich der letzte sein!

An diesem Punkt scheitern viele Trainer. Deren lobenswertes Vermittlungsinteresse treibt sie weiter und weiter. Sie vergessen die Maßgaben *Reduzieren von Komplexität* und *Keinen Vollständigkeitsanspruch haben*.

Wenn man sich allerdings an die Modultechnik hält, kann in dieser Hinsicht nicht viel passieren. Man endet mit einer Zusammenfassung des Gelernten und hebt noch einmal den Nutzen dessen für die Teilnehmer hervor.

Das Zauberwort, um alle Besen, die man zu einem Thema rief, dann wieder in die Ecke zu stellen, ist »soweit ...«: »Soweit zum Thema ...«; »Soweit zu der Frage ...« »Soweit zu der Aufgabenstellung ...«

Mit »soweit« beginnt jeder Schlusssatz eines Moduls, eines Themas, eines Seminarabschnitts und der ganzen Schulung. Wenn man das konsequent durchzieht, ohne abwechslungsreich sein zu wollen, entsteht Rhythmus und Wiedererkennung. Dafür sind die Teilnehmer dankbar, weil es dem Seminar Struktur gibt.

Soweit zum Thema »Richtig Schluss machen«.

3.6 Richtig Fragen stellen

3.6.1 Etwa noch Fragen?

Die berühmteste aller Fragen, die Vortragende ihrem Publikum stellen, ist die Schlussfrage »Noch Fragen?«. Manchmal kommt sie mündlich, manchmal als PowerPoint-Schlussfolie reduziert auf ein schick gestaltetes Fragezeichen. Klasse!

Man muss nicht Friedemann Schulz von Thun gelesen haben, um zu kapieren, dass das nicht gerade eine Einladung ist, wirklich Fragen zu stellen. Oft hat der Redner sowieso die vorgesehene Zeit schon überschritten, und alle wollen nur noch weg. Wer sich da noch traut, den Finger zu heben, gilt mit Sicherheit als Nervtyp!

Aber es gibt Alternativen. Hier sind ein paar Vorschläge. Sie sind danach gestaffelt, wie eng oder wie offen sie tatsächlich zum Gespräch einladen.

Die »Noch-Fragen«-Staffel

1. Variante: »Noch Fragen?«

   Bei dieser Formulierung ist, wie oben schon angedeutet, immer noch ein »etwa« mit dabei. »Haben Sie *etwa* noch Fragen?« Die Botschaft ist: »Ich bin fertig! Ich, für meinen Teil als Trainer, habe alles gebracht, was ich drauf habe. Ich kann mir eigentlich nicht wirklich vorstellen, dass Sie noch Fragen haben, aber, na gut, als Gebot des Anstands ...«

2. Variante: »Welche Fragen haben sie noch?«

   Nur durch das Vertauschen der beiden Worte »noch« und »Fragen« entsteht gleich eine ganz andere Konnotation. Jetzt gehe ich klar davon aus, dass noch Fragen da sind. Einige habe ich ja auch schon beantwortet, aber ich bin offen für weitere. Dies wird noch besonders deutlich, wenn man das letzte Wort betont und die Stimme, wie bei einer Frage üblich, zum Schluss hebt. »Welche Fragen haben Sie *noch*?«

   Variante 2 ist schon deutlich offener als Variante 1, hat aber den Nachteil, dass sich ein Teilnehmer dann schon noch dazu bekennen muss, dass er eine Frage hat. Das mag für manche schwierig sein. Außerdem spricht Variante 2 nur Teilnehmer an, die Fragen haben. Solche, denen alles soweit klar ist, werden nicht mehr zum Gespräch eingeladen. Man kann das weiter öffnen durch ...

3. Variante: »Welche Fragen kann man noch stellen?« Jetzt muss sich jemand, der eine Frage stellt, nicht outen. Er hat ja nur eine Idee gehabt, welche Frage *man* vielleicht noch stellen kann. Außerdem werden dadurch alle noch einmal zum Nachdenken eingeladen.

   Noch weiter öffnet man das Gespräch mit:

4. Variante 4: »Welche Informationen brauchen Sie noch?«

   Beispielsweise, um die gelernte Funktion jetzt auf eigene Aufgabenstellungen anwenden zu können.

Nach Vorstellung der vier Varianten möchte ich die Eingangspolemik wieder etwas zurücknehmen. Ich will nicht sagen, dass die eine Variante schlechter ist als die andere. Ich will nur, dass man alle Varianten im Repertoire hat – und sich immer entscheidet! Variante 1 kann durchaus mal sehr sinnvoll sein. Wenn man in Zeitnot ist, schon viele Fragen beantwortet und einige Debatten geführt hat, macht man mit »Noch Fragen etwa?« bewusst zu und schließt das Thema ab. Kein Problem.

3.6.2 Umfrage statt Selbstoffenbarung

Fragen in die Gruppe sind eine gute und beliebte Technik, Teilnehmer zu aktivieren und zur Mitarbeit zu bewegen. Bei der Einführung in ein Thema erkundigen sich Trainer gerne nach den Vorkenntnissen oder Erfahrungen, die die Teilnehmer damit vielleicht schon haben. Dabei kann man Fehler machen:

Risiko

Falsch ist die Frage: »Wer hat noch nie ...?«

Das ist die Aufforderung, sich als Depp zu outen. Wer wird sich darauf schon melden?

Nur etwas besser, aber sehr verbreitet ist die Frage:

Vorsicht

»Wer hat schon mal ...?«

Jetzt brauchen sich zwar nur die Erfolgreichen zu melden, aber niemand weiß, was dann noch kommt. Das dicke Ende? »Na, kommen Sie doch mal nach vorne und ...« Also wird man mit dieser Frage auch nicht das erreichen, was man erreichen will.

Ein kleiner Trick hat große Wirkung. Man ersetzt »Wer« durch »Wie viele«.

Tipp

»Wie viele von Ihnen haben schon mal ...?«

Um es noch weiter abzuschwächen, kann man noch ein vielleicht einfügen: »Wie viele von Ihnen haben vielleicht schon mal ...«

Dadurch wandelt sich die Neugierde des Trainers von einer Aufforderung zur Selbstoffenbarung in eine unverfängliche statistische

Erhebung. Niemand steht mehr als Person auf dem Prüfstand. So einer lockeren Umfrage antwortet man gerne.

3.7 Richtig zuhören

3.7.1 Gesagt ist noch lange nicht gehört

Wenn Teilnehmer Fragen stellen, tun sie das oft spontan, vielleicht aus einer Übungssituation heraus. Sie verschaffen sich selten vorher die volle Aufmerksamkeit des Trainers oder sogar der ganzen Gruppe. »Gesagt (gefragt) ist noch lange nicht gehört.« gilt also auch hier. Der Trainer muss kompensatorisch eingreifen:

Tipp

Machen Sie es sich zur Angewohnheit, jede nur an Sie gerichtete Teilnehmerfrage laut für die ganze Gruppe zu wiederholen.

Der Nutzen liegt auf der Hand. Wenn ein Teilnehmer eine Frage stellt, ist es wahrscheinlich, dass andere Teilnehmer diese Frage auch bewegen oder sie ihnen im Laufe der weiteren Übung auch kommen wird. Diese Frage nur einmal laut für alle zu beantworten anstatt n mal leise getuschelt im Zwiegespräch mit einem einzelnen Teilnehmer, ist elementares Zeitmanagement.

Aber es gibt noch einen zweiten Nutzen, wenn Sie die Frage – am besten in eigenen Worten – noch einmal wiederholen: Dadurch überprüfen Sie, ob Sie sie richtig verstanden haben. Das ist wichtig! Nichts ist frustrierender für die Teilnehmer als ein Trainer, der zwar immer wieder zu Fragen einlädt, diese dann auch gerne beantwortet – aber immer den Kern der Frage haarscharf verpasst.

3.8 Sich richtig kleiden

Keine Sorge, hier geht es nicht um Mode oder Geschmacksfragen. (Schade, an sich, denken vielleicht manche ...)

3.8.1 Der erste Eindruck entscheidet

»You can't repeat a first impression.«, sagen die Angelsachsen.

Der erste Eindruck wird natürlich durch mehr bestimmt als nur die Kleidung. Ihr Lächeln, Ihre Körperhaltung, die Art, wie Sie auf Ihr Gegenüber zugehen. Aber Ihr Outfit spielt schon auch eine Rolle.

Worauf kommt es dabei an? Es muss zu dem Rest des Auftritts passen:

Ihr Teilnehmer hat ja mit Ihnen oder Ihrer Firma zu tun schon lange, bevor Sie sich zum ersten Mal ins Auge blicken. Er kennt sehr wahrscheinlich Ihre Webseite bzw. die Ihrer Firma, Ihren Seminarkalender und anderes Marketingmaterial, Ihr Briefpapier, den Seminarpreis (!), Ihr Firmenschild im Eingang zum Bürogebäude und Ihren Empfang. All das hat hoffentlich schon einen professionellen Eindruck hinterlassen und hohe Erwartungen an die Qualität Ihrer Schulung geweckt.

Diesen professionellen Eindruck und diese Erwartungen müssen Sie einfach durch Ihre Kleidung noch ein weiteres Mal bestätigen. Das ist alles.

Praktisch heißt das:

Tipp

Kleiden Sie sich Business-like.

Was immer das in den verschiedenen Weltgegenden, für unterschiedliche Branchen und für die beiden Geschlechter bedeutet. Das müssen Sie selbst rauskriegen. Wenn man als IT-Trainer für eine Firma arbeitet, die Software für Banken herstellt, wird man sich wohl anders kleiden als ein Trainer, der Flash-Schulungen in der Werbebranche hält.

Es gibt noch zwei No-Nos bei Kleidung. Erstens ...

3.8.2 Störgeräusche vermeiden

Wichtig

Tragen Sie nichts, was Geräusche macht.

Vermeiden Sie beispielsweise quietschende Schuhsohlen oder ein Schlüsselbund in der Hosentasche oder gar an einer Gürtelkette.

Begründung: Satz von Lorenz. »Gesagt ist noch lange nicht gehört.« Mit solchen Störgeräuschen treten Sie in Konkurrenz zu sich selbst.

... und zweitens:

3.8.3 Störeindrücke vermeiden

Tipp

Tragen Sie nichts, was das andere Geschlecht vom Thema ablenkt und das eigene zornig oder neidisch machen könnte.

Vermeiden Sie beispielsweise kurze Miniröcke oder das Popeye-Muskelshirt.

Auch hier steckt die Begründung wieder in dem Satz von Lorenz. Sie lenken die Aufmerksamkeit der Teilnehmer ab und behindern damit den Übergang gehört -> verstanden. Oder Sie bauen vielleicht sogar eine Aversion auf, die zu allem was Sie sagen, was gehört und verstanden wird, ein Nicht-Einverstanden erzeugt.

3.9 Die Technik richtig einsetzen

3.9.1 Den Beamer kriegt nur, wer ihn nicht braucht!

Zu Zeiten, als Beamer noch immens teuer und daher knapp waren, galt in unserer Firma dieser Grundsatz.

Der scheinbare logische Widerspruch ist die zentrale Aussage. Wer einen Beamer noch braucht, weil er nicht weiß, dass die Schaltflächen an einem Windows-Fenster Minimieren und Maximieren heißen, der hat offensichtlich noch was zu lernen. Wenn ich diesem Trainer jetzt den Beamer gelassen hätte, hätte er es nie gelernt. Er hätte immer bequem sagen und zeigen können: »Drücken Sie jetzt DA drauf.«

Den Beamer kriegt nur, wer ihn nicht braucht! Der Gedanke, der diesem vermeintlichen Oxymoron zugrunde liegt, gilt heute immer noch:

Wichtig

Sie müssen die Software so gut kennen, dass Sie ohne Trainer-PC und Beamer eine 1a-Schulung hinlegen.

Denn:

Wichtig

Vormachen ist nicht Schulen!

Vormachen kann jeder. Etwas jemandem vormachen, heißt nicht, jemandem etwas beibringen.

Tipp

Ich empfehle Ihnen, den Beamer die meiste Zeit auszulassen.

Wann sollte er auch an sein?

- Die Schulung gliedert sich grundsätzlich in Vortrag- und Übungsphasen.
- In Vortragsphasen sind Sie das zentrale Medium. Da würde der Beamer nur ablenken. Noch dazu, wenn Sie vielleicht im Lichtkegel stehen müssen und Karl Klammer von Windows macht auf Ihrem Hemd seine Späße.
- In Übungsphasen gehören Sie hinter die Teilnehmer, um sie zu führen und anzuleiten.

Und was sollte der Beamer auch zeigen?

- Die Software, die Sie gerade schulen, jedenfalls nicht. Die hat doch eh jeder Teilnehmer auf seinem eigenen Bildschirm vor der Nase.

Nun gibt es ihn aber mal, den Beamer und den Trainer-PC, warum sollte man ihn dann nicht einsetzen? OK. Hier ein paar Empfehlungen:

- Benutzen Sie den Beamer NICHT, um den Teilnehmern die gerade geschulte Software noch einmal vorne zu zeigen. Die sehen sie ja auf ihrem eigenen Bildschirm. Das wäre dumme Redundanz.
  - Nutzen Sie den Beamer stattdessen für kleine Ausflüge in Themen, die mit der eigentlichen Schulung nur am Rande zu tun haben. – Beispiel in einer Word-Schulung: »Sie fragen, wie man daraus eine PDF-Datei macht? Das gehört eigentlich nicht in diese Schulung, aber ich zeige Ihnen das gerne kurz mal hier vorne. Machen Sie bitte alle mal Ihren eigenen Bildschirm aus und schauen Sie zu.«
- Vermeiden Sie längere PowerPoint-gestützte Vortragsphasen. Die Teilnehmer haben nicht für Folienkino bezahlt, sondern für Hands-on- und Learning-by-doing-Training.
  - Benutzen Sie stattdessen EINZELNE PowerPoint-Folien für Schaubilder oder Übersichten, deren Entwicklung am Flipchart oder am Whiteboard zu mühselig wäre oder zu lange dauern würde.

- Machen Sie nichts vorne vor, was die Teilnehmer dann nachmachen sollen. Das klappt nie mit einer ganzen Gruppe. Selbst ein einzelner Klick nicht. Sie müssen dann doch immer wieder nacharbeiten. Vormachen spart keine Zeit, sondern kostet Zeit.
  - Zeigen Sie stattdessen vorne nur das fertige Resultat (»So soll die Torten-Grafik aussehen.«) und führen Sie die Teilnehmer dann von hinten Schritt für Schritt zu diesem Ziel.

3.9.2 Zwei wichtige Tasten in PowerPoint

[.]

Wenn Sie den Beamer richtig benutzen, dann zeigen Sie nur selten die Software, die Sie gerade schulen. Sie benutzen aber PowerPoint – wie früher Overhead-Folien –, um bestimmte, einzelne Sachverhalte zu illustrieren oder klarzumachen.

Wenn Sie den Beamer mit PowerPoint richtig benutzen, dann wissen Sie, dass Medienabwechselung immer wieder neue Aufmerksamkeit schafft, andauernde Bestrahlung dagegen einschläfert. Sie benutzen deshalb die Blank-Taste auf der Beamer-Fernbedienung, um das Bild immer mal wieder abzuschalten. Das ist gut. Außerdem schafft es Bewegungsfreiheit, weil Sie nicht ständig bemüht sein müssen, außerhalb des Lichtkegels zu stehen. Richtiges Vorgehen.

Nur: Warum dafür die Fernsteuerung des Beamers benutzen? Oft muss man die erstmal suchen. Dann funktioniert sie selten wirklich gut. Die Signale werden nur aufgenommen, wenn man ganz genau zielt. Weiter ist die Blanktaste bei jeder Fernbedienung woanders. – Warum sich Stress machen? Die Funktion gibt es auch in PowerPoint.

Tipp

Benutzen Sie die Taste [.] oder [B] statt der Fernsteuerung, um den Beamer während einer laufenden Präsentation blank zu schalten. (Mit den gleichen Tasten schalten Sie die Projektion auch wieder an.)

`Foliennummer` + `Enter`

Erinnern Sie sich noch an Overhead-Projektoren? Die gute alte Zeit! Man hatte vorbereitete Folien in einem dicken Ordner und konnte wahlfrei mal jene, mal diese Folie auflegen. Manchmal fing man von Anfang an, manchmal sprang man mitten in den Ordner, manchmal blätterte man zurück und legte eine Folie ein zweites Mal auf. Je nach Schulungssituation und Bedarf der Teilnehmer.

Diese Zeiten sind mit PowerPoint scheinbar vorbei. Eine Präsentation wird aufwendig vorbereitet – eine Stunde für den Inhalt und drei Stunden für fetzige Folienübergänge und dann – »durchgeklickt«.

Das muss nicht so sein. Emanzipieren Sie sich von der Diktatur der nahe liegenden Funktionen der Software-Oberfläche! Erlernen Sie das nicht sequenzielle Präsentieren wieder neu! Es gibt nämlich mehr als die linke Maustaste für den Ablauf der Bildschirmpräsentation. Wussten Sie, dass `Foliennummer` und dann Enter zu der entsprechenden Folie springt? Also eine 2 und eine 5 auf der Tastatur gedrückt und dann Eingabetaste springt zu Folie 25. Um diese Funktion sinnvoll nutzen zu können, muss man natürlich die Nummern der Folien kennen, zu denen man springen will. Die Lösung? Der gute alte Ordner mit einem Ausdruck aller Folien – da ist er wieder. Natürlich die Foliennummer in der Fußzeile beim Ausdruck nicht vergessen!

Wer die Funktion `Nummer` + `Eingabetaste` kennt, organisiert seine Präsentationen entsprechend. Beispielsweise fangen alle Kapitel mit einer Eins in der Einerstelle an. Kapitel I beginnt mit Folie 11, Kapitel II mit Folien 21 und so weiter. (Zwischendurch sind Leerfolien. Braucht man mehr als zehn Folien pro Kapitel, hat man sowieso ein strukturelles Problem.) Die Folien 1 bis 9 benutzt man für den Willkommensbildschirm, das Gesamtinhaltsverzeichnis, eine kurze Selbstvorstellung und House-Keeping-Infos, wie die Pausenregelung. Am Schluss, vielleicht ab Folie 100, gibt es wie bei einem Buch einen Anhang. Auch der ist wieder gegliedert in Zehnerschritte: Ein Abkürzungs- und Fremdwörterverzeichnis ab Folie 100, eine Literaturliste mit Abbildungen der Buchcover (aus Amazon) ab Folie 110, spannende Zitate ab Folie 120.

Wenn Sie Ihre Präsentation so organisieren, sind Sie flexibel und können auf jede Situation professionell reagieren. Benutzen Sie übrigens nicht die Funktion »Gehe zu« aus dem Kontextmenü. Dann sehen die Teilnehmer, was Sie suchen, und bekommen vielleicht den Eindruck, dass Sie nicht ganz Herr der Lage sind. Das Springen mit der Tastatur ist viel eleganter!

PowerPoint-Profis fällt jetzt vielleicht noch die Funktion Hyperlink ein. Damit kann man auf einer Folie Schaltflächen einfügen, von denen aus man zu anderen Folien springen kann. Auch von der Nutzung dieses Features rate ich ab. Sie beschränken sich, wenn Sie den Ablauf fest verdrahten. Machen Sie sich zum Souverän über den Ablauf und überlassen Sie die »Hyperlinks« in der aktuellen Situation Ihrem Verstand und Ihrer Erfahrung.

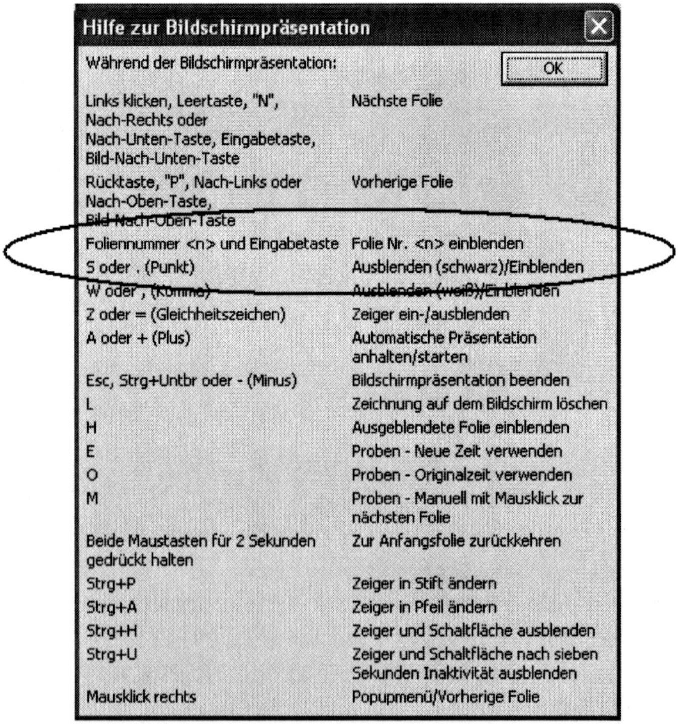

Abbildung 3.10: [F1] während einer Bildschirmpräsentation erinnert an die beiden wichtigen Tastenkombinationen.

Zurück zu den alten Zeiten! Wir haben uns von einer Software die Qualität unserer Präsentationen verschlechtern lassen. Machen wir Schluss damit. Nutzen wir wieder die Möglichkeit des nicht sequenziellen Präsentierens!

3.9.3 Eine Brandrede gegen »didaktische Netze«

Unter einem »didaktischen Netz« versteht man eine technische Lösung im Schulungsraum, die es dem Trainer erlaubt, jeden Bildschirminhalt eines Teilnehmers vorne auf seinem Rechner zu sehen sowie jeden Bildschirminhalt, beispielsweise seinen eigenen, auf alle anderen Bildschirme zu übertragen. Außerdem kann er damit Tastatur, Maus und Bildschirm der Teilnehmer sperren und wieder freigeben.

Ich halte diese Technik für kontraproduktiv. Sie hilft nicht, sie stört. Sie verleitet den Trainer dazu, die meiste Zeit hinter seinem Trainer-PC zu sitzen. Damit verstößt er gegen alles, was hier bisher an guten Ratschlägen gegeben wurde:

- Er ist praktisch kaum zu sehen.
- Er hat null Gestik, weil seine Hände an der Tastatur sind.
- Der Schall seiner Stimme wird durch den Bildschirm vor ihm am Ausbreiten gehindert.
- Die Teilnehmer starren die ganze Zeit auf ihren Bildschirm, es gibt keine Abwechslung im Medieneinsatz.
- Vormachen ist sowieso schlecht.
- Der Trainer kann bei den meisten Systemen nur einen anderen Bildschirm sehen, statt über alle einen Überblick zu haben, wenn er die Übungsphasen wie vorgeschlagen von hinten führt.

Kurz gesagt:

Risiko

Didaktische Netze verleiten zu miserabler Methodik. Nutzen Sie diese Technik nicht!

3.10 Aufmerksamkeit durch Abwechslung

Stellen Sie sich vor, Sie sitzen mit Freunden in einem Restaurant und unterhalten sich angeregt. Die Gaststätte ist voll, an den Nachbartischen sitzen andere Gruppen, die sich wie Ihr Kreis angeregt unterhalten. Es herrscht ein konstanter Geräuschpegel, der aber niemanden ablenkt. Alle sind in die Unterhaltung vertieft.

Plötzlich fällt an der Durchreiche zur Küche ein ganzes Tablett mit Gläsern runter. Schepper!

Was passiert dann? So gut wie alle werden ihr Gespräch unterbrechen. Einige werden sich neugierig zu der Quelle des Geräuschs hinwenden. Manche werden den kleinen Unfall vielleicht kommentieren.

Was will der Autor uns mit dieser Geschichte sagen?

Nun, was hier stattgefunden hat, war ein medialer Bruch. Von der konstant hinplätschernden Lautkulisse aus unbestimmter Richtung zu einem genau lokalisierbaren, explosionsartigen Geräusch. Und was dieser mediale Bruch erzeugt hat, waren Aufmerksamkeit, Neugier, Bewegung, ein sich Aufrichten, ein sich auf das neue Ereignis Fokussieren.

Nutzen Sie dieses Phänomen!

Wichtig

Erzeugen Sie immer wieder neue Aufmerksamkeit durch Abwechselung!

Vorschläge:

- Besorgen Sie sich ein Tablett mit ein paar alten Gläsern und ...

Na gut. Nochmal.

Vorschläge für Aufmerksamkeit durch Abwechslung:

- Wenn Sie ein neues Modul beginnen, blättern Sie das Flipchart-Papier mit großen Gesten und möglichst viel Geräusch um, sodass die Teilnehmer merken »Aha, es beginnt was Neues.«

- Schalten Sie den Beamer so oft wie möglich dunkel[5], damit Sie durch das Wiedereinschalten die Teilnehmer neu fokussieren können.
- Wechseln Sie, wie oben empfohlen, häufig Ihren Standort: In Vortragsphasen stehen Sie vorne, in Übungsphasen hinter der Gruppe.
- Wenn Sie Flipchart *und* Whiteboard zur Verfügung haben, nutzen Sie auch beides in stetigem Wechsel – mit den Schwerpunkten, wie sie oben beschrieben sind: das Flipchart überwiegend im Dokumentationsmodus, das Whiteboard überwiegend im Schmierzettelmodus.
- Variieren Sie Lautstärke und Tonfall Ihrer Stimme.

  Ich kannte mal einen Trainer, der sprach immer leiser, je lauter und unkonzentrierter die Gruppe wurde. Hat immer geklappt. Sobald die Gruppe merkte, dass er nicht mehr zu hören war, verstummte sie und er hatte wieder die volle Aufmerksamkeit.

  Wenn Sie diese Technik ausprobieren wollen, achten Sie nur darauf, dass sie nicht zu einer lehrerhaften Bestrafung umkippt. Nach dem Motto, wenn ihr nicht aufpasst, erzähl ich euch gar nichts mehr. Das würde Ärger geben.
- Verteilen Sie die Informationsquellen im Raum.

  Wenn Sie beispielsweise wissen, dass Sie sich auf eine Flipchartseite noch mehrmals während der Schulung beziehen werden, dann nehmen Sie sie vorne ab und hängen Sie sie (mit Kreppklebestreifen) an die Rückwand. Immer, wenn Sie sich jetzt auf die Seite beziehen, müssen sich die Teilnehmer umdrehen. Die Bewegung macht wieder wach.
- Konstruieren Sie Vorwände, damit die Teilnehmer immer mal wieder aufstehen müssen.

  Wenn es beispielsweise nur einen Drucker im Raum gibt, dann ist das methodisch klasse. Dann müssen die Teilnehmer näm-

5. Auf der Beamer-Fernsteuerung steht dafür vieleicht »blank« oder »picture mute« - oder benutzen Sie den Punkt in PowerPoint.

lich immer aufstehen, um sich ihren Ausdruck zu holen. Seien Sie auf keinen Fall so zuvorkommend, jedem Teilnehmer seinen Ausdruck zu bringen!

3.11 Der Bär ist nicht dumm und schaut sich erst um

»Das wichtigste am Training ist der Trainer!«[6] Richtig! Trotzdem gibt es natürlich immer auch Rahmenbedingungen, i.E. Raumgröße, Medienausstattung, Lichtverhältnisse usw. Und diese Rahmenbedingungen können günstig oder weniger günstig sein. Sie können dem Trainer seine Aufgabe erleichtern oder erschweren.

Im eigenen Schulungscenter ist wahrscheinlich alles optimal. Aber was ist, wenn Sie beim Kunden schulen oder in einem Hotel?

Es gibt leider immer wieder Trainer, die dann die Rahmenbedingungen so akzeptieren, wie sie sie vorfinden. Das ist ein Fehler.

Tipp

Wenn Sie einen Schulungsraum übernehmen, machen Sie als erstes eine sorgfältige Bestandsaufnahme. Passen Sie dann die Rahmenbedingungen so an, dass Sie einen möglichst optimalen Arbeitsplatz für sich und eine störungsfreie, angenehme Schulungsumgebung für die Teilnehmer erreichen.

Fragen Sie sich beispielsweise:

- Kann ich in diesem Raum gut arbeiten?
- Ist alles da, was ich brauche? Ist es einsatzbereit?
- Kann ich mich so bewegen, wie ich es brauche, gewohnt bin?
- Was steht im Weg? Was muss raus? Gibt es Stolperfallen?
- Muss ich Stromzuführungen umstecken, zusätzliche Dreisteckdosen besorgen, Kabel abkleben?
- Werden mich alle hören?

6. Weigelt, Lutz: Gegen Reizhusten, S. 22 f.

- Werden mich alle sehen?
- Kann ich jeden Teilnehmerplatz bequem erreichen, wenn ich Hilfestellung leisten will?
- Werden die Teilnehmer bequem sitzen?
- Gibt es Dinge, die sie ablenken können?
- Kann ich die noch behängten Metaplan-Wände vom Vorgänger nicht in einen anderen Raum schieben?
- Warum ist das Mauskabel an diesem Platz so kurz? Ist es irgendwo eingeklemmt?
- Kann man dieses quietschende Windrad vor dem Fenster draußen im Hotelgarten nicht für drei Tage anhalten?
- Muss diese Yuka-Palme unbedingt hier stehen?

Am besten ist es natürlich, Sie machen diesen Raumcheck am Tag vor der Schulung. Viele kleine Mängel oder Unbequemlichkeiten können Sie ja schnell selbst beheben. Aber für manche brauchen Sie vielleicht Hilfe vom Hausmeister oder dem Hotelpersonal. Die sind morgens vor Schulungsbeginn vielleicht gerade nicht verfügbar. Dann müssen Sie die Mängelbeseitigung auf die erste Pause verschieben, schulen erstmal 90 min. unter unbefriedigenden Umständen, verpassen die Pause als Chance, sich bei den Teilnehmern Feedback abzuholen, überziehen vielleicht die Pause, kommen gehetzt in das zweite Viertel usw. Eine Kette von Stressfaktoren, die sich auf den Rest des Tages auswirken.

Ob Sie den Raumcheck am Vortag machen, am Morgen vor dem Seminar oder teils, teils, es folgt auf jeden Fall ein Schluss aus dem hier Beschriebenen:

Wichtig

Ihr Arbeitsbeginn liegt immer deutlich vor dem Seminarbeginn!

Teilweise eben schon am Vortag. Am Seminartag selbst sollten Sie eine Stunde, spätestens aber halbe Stunde vor Seminarbeginn im Schulungsraum sein.

Die wichtigsten Punkte der Raumvorbereitung, die Sie auf jeden Fall immer erledigen sollten, sind:

- Whiteboard wischen. (Ggf. weitere Vliestücher zum Abwischen besorgen.)
- Beschriebenes Flipchart-Papier wegschmeißen und für ausreichend neues sorgen.
- Flipchart-Ständer Ihrer Körpergröße anpassen.
- Teilnehmerplätze aufräumen und ggf. Müll (Büroklammern, Gummiringe) wegschmeißen.
- Ausprobieren, wie die Sitzhöhe und die Lehnen der Stühle verstellt werden können. (Wichtig für Vorstellungsrunde!)
- Für genug Druckerpapier sorgen.
- Ggf. Teilnehmerplätze mit Schreibmaterial ausstatten.
- Teilnehmerliste, Beurteilungsbögen, Schulungsunterlagen etc. bereitlegen.
- Alle technischen Geräte (Rechner, Beamer, Drucker etc.) einschalten und auf Betriebsbereitschaft prüfen.
- Sich mit der Funktionsweise der Klimaanlage bzw. Heizung vertraut machen und einstellen. (Vor Schulungsbeginn immer eher etwas zu kühl. Die Körper und die Rechner werden das schon aufheizen.)
- Software-Installation prüfen.
- Ggf. Ihre Präsentationen auf den Trainerrechner spielen. (Wenn Sie nicht Ihr Notebook benutzen.)
- Ggf. Ihre Übungsbeispiele auf die Rechner spielen oder im Netz zur Verfügung stellen.

Fazit:

Wichtig

Finden Sie sich nicht mit hinderlichen Rahmenbedingungen ab, sondern verändern Sie sie.

Am Ende liegt also doch wieder alles am Trainer. Es stimmt: »Das wichtigste am Training ist der Trainer.«

4

Den Inhalt in den Griff bekommen

Trainer mit hohem Vermittlungsinteresse haben immer ein Problem: Sie wissen viel mehr, als sie den Teilnehmern in der vorgegebenen Zeit beibringen können. So kommt es besonders bei engagierten Trainern oft zum Überziehen. Die angekündigten Pausenzeiten werden nicht eingehalten. Der Tag findet kein Ende.

Das Problem ist objektiv: Es gibt einen Konflikt zwischen dem, was man gerne beibringen will, und dem, was man zeitlich unterbringen kann. Zeit ist der ärgste Engpass. Zeit ist DIE Rahmenbedingung fürs Trainieren, nicht fehlendes Flipchartpapier oder Ähnliches.

Aber nicht die Zeitüberschreitung ist der Fehler, wenn's mal so weit kommt, sondern das Nichtentscheiden bezüglich des dargebrachten Stoffs! An der vorgegebenen Zeit kann man nichts ändern. Aber was man in diesen Zeitraum hineinpackt, das hat man schon unter Kontrolle. Dabei geht es nicht nur darum, wie viel man in den vorgegebenen Zeitraum steckt, sondern auch darum, wie groß die Teile sind.

Hier ein paar Tipps zum Thema Zeitmanagement im Seminar.

4.1 Die Zeit ist ein Raum

Eine verbreitete Vorstellung von Zeit ist, sie wäre so etwas wie ein aufgedrehter Wasserhahn, den man nie mehr zudrehen kann. Die Zeit »verrinnt«. Zeit »verplempern«. Das sind gängige Redeweisen.

Ich empfehle, diesen Gedanken beiseite zu legen. Stellen Sie sich den Zeitraum, den Sie für eine Schulung zur Verfügung haben, lieber als Raum vor. Ein Raum, der zunächst leer ist und dessen Einrichtung Sie bestimmen. Welche Möbel sollen da rein? Wie soll er dekoriert werden?

Bevor man mit dem Einrichten beginnt, empfiehlt es sich, den Raum einmal auszumessen. Wie groß ist er eigentlich? Na, nehmen wir eine Standardschulung von 9 bis 17 Uhr. Das sind 8 Stunden. Abzüglich 1 Stunde Mittagspause und 2 kleinen Pausen am Vor- und Nachmittag bleiben nominal 6 ½ Stunden. Wenn es wirklich Punkt 9 losgeht und die Pausen diszipliniert eingehalten werden ...

Also seien wir ehrlich: Die effektive Unterrichtszeit bei einem Seminar von 9 bis 17 Uhr beträgt weniger als 6 Stunden. So groß ist der Raum, den wir zur Verfügung haben.

Und ist er quadratisch, rechteckig? Nein, er hat auch Nischen und schwer zugängliche Ecken (beispielsweise die Zeit nach der Mittagspause.)

Deshalb ...

4.1.1 Tetris spielen

... ist es ratsam, die Möbelstücke möglichst klein zu wählen.

Vielleicht kennen Sie das Spiel Tetris. Es stammt aus den Anfangszeiten der Computerspiele und ist inzwischen natürlich auch online oder auf modernen Spielkonsolen verfügbar. Bausteine fallen von oben in einen Schacht. Es geht darum, die Bausteine durch geschicktes Drehen und Verschieben so nebeneinander zu platzieren, dass möglichst keine Lücken entstehen. Es liegt auf der Hand, dass dabei sperrige, verwinkelte Bausteine schwerer zu platzieren sind als beispielsweise ein Quader.

In Schulungen ist es genauso. Je mehr Sie es schaffen, Ihren Stoff in kleine, möglichst einfach strukturierte Bausteine zu zerlegen, desto leichter haben Sie es in Ihrem Seminar. Den Raum einer Schulung richtet man also nicht mit dicken, fetten, protzigen Eichenholz-

Möbeln ein, sondern mit einem kleinteiligen, flexiblen Baukastensystem.

Dieses System heißt bei mir Modultechnik.

4.2 Modultechnik

Was ist ein Modul? Ein Modul ist eine kurze Unterrichtseinheit von 4 bis max. 12 Minuten, die in idealer Weise Vortrag, praktische Übungen und Ergebnissicherung kombiniert und in Einklang bringt. Eine komplette Schulung besteht dann aus *n* solcher sinnvoll aneinander gefügten Module.

4.2.1 Aufbau eines Moduls

Ein Modul sieht grundsätzlich so aus:

1. Kurzer einführender motivierender Vortrag
2. Geführte Übung im Chor
3. Selbstständiges Üben nach Anweisung
4. Freies Üben
5. Ergebnissicherung

Den IT-Jargon benutzend, könnte man diesen Aufbau als Default bezeichnen.

Was bedeuten die einzelnen Teile?

Ein Drehbuch. Szene 1: Mitten in einer Word-Schulung ...

Kamera ab!

Modulschritt 1: Kurzer motivierender Vortrag

Der Trainer zieht die Aufmerksamkeit der Teilnehmer durch geeignete Maßnahmen auf sich:

- Er blättert das Flipchart um. Oder ...
- Er wischt die Tafel. Oder ...
- Er schaltet den Beamer aus. Oder ...
- Er schaltet den Beamer ein. Oder ...
- Er erhebt seine Stimme über den allgemeinen Geräuschpegel.

- Kurz: Er erregt Aufmerksamkeit durch Abwechselung.
- Und schließlich bittet er darum auch noch verbal: »Meine Damen und Herren! Bitte mal für einen Moment die Finger von der Tastatur, die Bildschirme aus. Ich möchte Ihnen einen neuen Punkt erklären.«
- Er schreibt den Titel des beginnenden Moduls an die Tafel: »Hervorheben von Text.«

Dann wird als Vortrag oder im Dialog mit der Gruppe der Nutzen einer bestimmten Funktion herausgearbeitet.

Trainer: »Meine Damen und Herren, Sie haben jetzt gelernt, wie man Text eingibt, wie man Tippfehler korrigiert, wie man Textteile verschiebt und wie man etwas wieder löscht. Jetzt wollen wir lernen, wie man Textteile optisch hervorhebt: Hervorhebungen im Text. – Was könnte das sein? – Ja, man kann einzelne Worte unterstreichen, richtig! – Was gibt es noch? – Fettdruck. Genau! – Kursiv. Richtig.– Und warum macht man das? – Richtig, um die Aufmerksamkeit des Lesers auf bestimmte Punkte zu lenken. Sehr gut! – Dann wollen wir das jetzt mal ausprobieren: Schalten Sie bitte alle Ihre Bildschirme wieder ein.«

Modulschritt 2: Geführte Übung im Chor

Das Bild ist bewusst gewählt. Der Trainer ist der Dirigent, alle musizieren im Einklang mit. Das heißt, im Idealfall klicken alle gleichzeitig auf die linke Maustaste. So geht's:

Trainer: »Wir wollen mal die Zeile 'Sehr geehrte Damen und Herren' fett machen, um unserem besonderen Respekt vor den Empfängern Ausdruck zu geben. – Was müssen wir zuerst tun? – Richtig: Erst markieren, dann agieren. – Wir gehen also bitte alle mit der Maus vor das S von 'Sehr geehrte ...' – Und dann? – Genau! Machen Sie das alle. – So! Jetzt ist die Zeile markiert. – Jetzt müssen wir in der Symbolleiste eine Schaltfläche finden, die uns das fett macht. Welche könnte das wohl sein?«

Wichtig

Bei der geführten Übung verlässt der Trainer seinen üblichen Platz vor der Klasse und begibt sich hinter die Teilnehmer. Blickkontakt ist jetzt nicht mehr wichtig. Die Teilnehmer schauen sowieso auf den Bildschirm. Der Trainer gibt die Anweisungen von hinten und spricht den Teilnehmern in den Rücken. Auch wenn das allgemein als unhöflich gilt, hier ist es angebracht. – Warum dieser Standortwechsel? Von hinten hat der Trainer den Überblick über alle Bildschirme. Nur so kann er kontrollieren, ob alle seinem Takt folgen oder aus der Reihe singen.

Tipp

Die Anweisungen hier und auch im nächsten Schritt werden immer im Imperativ gegeben. Das bringt Klarheit und führt. »Drücken Sie ...«, »Klicken Sie ...«, »Öffnen Sie ...«

Modulschritt 3: Selbstständiges Üben nach Anweisung

Trainer: »Wunderbar. Das hat ja klasse geklappt! Nun machen Sie bitte genauso mal 'Mit freundlichen Grüßen' fett. – Und jetzt unterstreichen Sie die Betreffzeile. – Sehr gut!«

Wichtig

Wichtig bei Modulschritt 3 ist es, dass die Aufgabenstellung ganz bestimmt ist. Also »Machen Sie 'Mit freundlichen Grüßen' fett«, statt »Machen Sie jetzt mal irgendwas anderes fett.« Wenn die Teilnehmer in dieser Phase auch noch (Geschmacks-) Entscheidungen treffen müssen, lenkt sie das nur von dem eigentlichen Lernthema ab.

Modulschritt 4: Freies Üben

Nachdem die Schritte zwei und drei gut geklappt haben, kann man jetzt Gelegenheit geben, das Gelernte für den eigenen Bedarf anzuwenden.

Trainer: »Wunderbar. Das hat ja gut geklappt! Jetzt können Sie das mal für sich selber anwenden. Welche Textteile würden Sie denn an dem Brief hervorheben wollen? – Gut! – Wir sorgen erstmal dafür, dass alle Formatierungen wieder weg sind. – Wie geht das am einfachsten? – Ja, sehr gut, mehrfach auf die Schaltfläche Rückgängig drücken, bis alles wieder weg ist. – So, nun ist der Text wieder unformatiert. Jetzt wenden Sie das Gelernte mal für den eigenen Geschmack an.«

Modulschritt 5: Ergebnissicherung

Nachdem die Teilnehmer die neue Funktion ein wenig für sich ausprobiert haben, zieht man die Aufmerksamkeit der Teilnehmer wieder ähnlich wie in Schritt 1 auf sich.

Trainer: »OK! – Meine Damen und Herren! – Bitte mal wieder für einen Moment die Finger von der Tastatur. Lassen Sie uns zusammenfassen, was wir gelernt haben.«

Der Trainer schreibt über die in Modulschritt 1 schon hingeschriebene Überschrift »Hervorheben von Text« die Wort »Schritte zum«.

Trainer: »Schritte zum Hervorheben von Text. Wie geht das? Was haben wir gelernt? Was war der erste Schritt? Genau, zuerst mit dem Cursor an die Stelle gehen, die hervorgehoben werden soll. – Zweitens? – Richtig, Text markieren. – Und dann? Drittens? – Genau, die entsprechende Schaltfläche aus der Symbolleiste wählen. Sehr gut!«

Während der Trainer das mit der Gruppe entwickelt, schreibt er die Schritte an.

Soweit der Aufbau eines Default-Moduls und ein Beispiel dazu.

4.2.2 Modulschachtelung

Hier ein Beispiel für eine Sequenz mit mehreren verschachtelten Modulen.

Der Kontext: Wir sind in einer Textverarbeitungsschulung am 1. Tag vor der 1. Pause. Vorher haben die Teilnehmer gelernt, wie man das Programm startet, die Texteingabe, Textkorrektur, Zeichenformatierung, Absatzformatierung, Seitenformatierung, Drucken. Vor der Pause müssen sie jetzt noch speichern ...

Hauptmodul Speichern – Trainer: »Wir müssen jetzt speichern. Warum überhaupt? Um das zu verstehen, ein Ausflug in die Hardware.«

Eingeschobenes Untermodul Hardware: Trainer erklärt die drei wesentlichen Bestandteile des PC: Prozessor, Festplatte, RAM und wie sie zusammenarbeiten.

Fazit: »Jetzt wissen wir, warum wir speichern müssen.«

Modul Speicher - »Zurück zum Speichern. Tun wir es mal: Drücken Sie Speichern unter ...

Wir werden nach einem Dateinamen gefragt.«

Eingeschobenes Modul: Dateinamen

Mögliches Untermodul: Nicht erlaubte Zeichen

Mögliches Untermodul: Typische Endungen

Mögliches weiteres eingeschobenes Modul: Verzeichnisse.

Mögliches Untermodul: Tipps für eigene Verzeichnisstruktur: Jede Software in ein eigenes Verzeichnis, Software und Daten immer trennen etc.

Schluss des Hauptmoduls. Vergeben Sie einen Dateinamen und drücken Sie auf OK.

=> Die Datei ist gespeichert.«

4.2.3 Modulsequenzen

Natürlich stehen wenige Module für sich allein. Bevor man beginnt, die Zeichenformatierung zu erklären, muss man die grundlegenden Eingabefunktionen und das Markieren von Text gebracht haben. Viele Module bauen aufeinander auf. Es gibt also in der Praxis ganze Modulketten mit Pflicht- und wahlfreien Elementen. Dabei können die Module einfach aneinander hängen oder sogar verschachtelt sein.

4.2.4 Die Vorteile der Modultechnik nutzen

Durch Anwendung der Modultechnik gewinnen Sie ein hohes Maß an Flexibilität. Nicht nur, weil sie die kleinen Einheiten besser packen und hin- und herschieben können. Auch der Aufbau der Module im Inneren bietet viele Freiräume. Hier noch einmal zur Erinnerung die einzelnen Modulschritte und welche Spielmöglichkeiten sich mit ihnen bieten:

1. Den einführenden motivierenden Vortrag können Sie sehr knapp halten, wenn der Nutzen der zu erläuternden Funktion auf der Hand liegt.

   Beispielsweise brauchen Sie nicht mehr groß zu argumentieren, dass es sinnvoll ist, eine Kundentabelle mal nach Firmenname, mal nach Postleitzahl, mal nach Branchenzugehörigkeit sortieren zu können.

   Wohl aber werden Sie etwas Aufwand brauchen, klarzumachen, warum man für eine Datenbanktabelle einen Primärschlüssel braucht.

2. Geführte Übung im Chor

   Wenn es hier beim ersten Mal gar nicht harmonisch klingt, wiederholen Sie die Übung besser noch einmal an einem zweiten Beispiel. Was vordergründig Zeit kostet, spart im Endeffekt welche.

3. Selbstständiges Üben nach Anweisung

   Wenn Sie bei der geführten Übung im Chor merken, dass die Handhabung für alle trivial ist, geben Sie gleich den Auftrag für die freie Übung.

4. Freies Üben

   Diesen Punkt kann man sich über mehrere kleine Module aufsparen und dann nach Ablauf einer ganzen Modul-Sequenz eine längere Übungszeit von 20 oder 30 Minuten freigeben.

5. Ergebnissicherung

   Dieser Punkt sollte nie fehlen. Sie können ihn aber zeitsparend mit einer vorbereiten PowerPoint-Folie oder mit einem Handout absolvieren.

4.2.5 Die Ein-Satz-Version

Die Modultechnik bietet also volle Skalierbarkeit, um mal einen IT-Begriff zu benutzen. Die Meisterschaft in der Modultechnik besteht darin, ein Modul sogar bis auf einen Satz reduzieren zu können. Viele technische Trainer werden sicherlich ausführlich erklären können, was eine Firewall ist. Aber können sie das auch in einem Satz? Wie wäre es hiermit? »Eine Firewall trennt Anwender, denen Sie vertrauen, von Anwendern, denen Sie nicht vertrauen.«

Nützlich sind diese Ein-Satz-Versionen eines Moduls immer dann, wenn man das volle Modul nicht bringen will. Ein typisches Beispiel für so eine Situation sind Teilnehmerfragen, die nicht zum eigentlichen Stoff gehören. Oft beinhalten solche Fragen tatsächlich ausgesprochen oder nur in der Intonation ein »eigentlich«.

Beispiel: Sie sind gerade in einer Word-Einführung und aus heiterem Himmel oder durch eine Bemerkung von Ihnen ausgelöst, fragt ein Teilnehmer: »Sagen Sie, was ist eigentlich ... ein Primärschlüssel / eine Pivot-Tabelle / eine PDF-Datei?« Jetzt Abwimmeln mit »Das lernen Sie in der ...-Schulung!« macht Ihnen keine Freunde. Besser Sie benutzen Ihre Ein-Satz-Version des jeweiligen Moduls. [1]

Natürlich können Sie zu jedem Modul auch mehrere Ein-Satz-Versionen entwickeln. Dann gewinnen Sie die Freiheit, je nach Umständen und Zielgruppe unterschiedlich reagieren zu können. Auf die Frage, »Was ist eigentlich eine Schleife?« könnte man einem Kind antworten: »Ein Schleife bindet man, wenn man seine Schuhe möglichst bequem wieder aufmachen will.« Einem Segler wäre vielleicht

1. Der Begriff »Ein-Satz-Version« ist übrigens ein Bild. Es können auch mal zwei Sätze sein. Hier Antwortvorschläge für die drei Fragen oben:
   - Ein Primärschlüssel ist wie ein Autokennzeichen. Es kann nicht zwei Autos mit dem gleichen Kennzeichen geben.
   - Pivot-Tabelle ist ein Analysewerkzeug in Excel, mit dem man Daten anschaulich gruppieren und zusammenfassen kann.
   - PDF ist das Dateiformat, das sich zum Austausch und zur Verbreitung von Dokumenten über das Internet als Standardformat eingebürgert hat.

besser gedient mit: »Eine Schleife ist ein doppelt auf Slip gelegter Kreuzknoten.«

4.2.6 Kontinuierlicher Verbesserungsprozess

Wenn man zum ersten Mal ein Modul entwickelt, ist es in der Regel ziemlich groß. Die Formulierungen sind zum Teil noch ungelenk, die Beispiele nicht optimal. Machen Sie sich keine Sorgen! Die Verbesserungen kommen in der Praxis. Oft fällt einem spontan doch noch eine bessere Formulierung ein als am Reißbrett. Und durch die Schwierigkeiten, die die Teilnehmer mit einer Übungsaufgabe haben, kommt man auf Ideen, diese besser zu gestalten. Sie werden merken, dass Sie für ein Modul, für das Sie beim ersten Mal vielleicht 12 Minuten gebraucht haben, nach sechs-oder acht mal nur noch 7 Minuten brauchen. Ich glaube, bei jedem Trainer mit Vermittlungsinteresse passiert dieser kontinuierliche Verbesserungsprozess automatisch.

Wenn Sie aber schnell richtig gut sein wollen, dann gestalten Sie auch diesen Prozess aktiv. Mehr darüber im Abschnitt Das Seminar nacharbeiten »Das Seminar nacharbeiten«.

4.2.7 Beispiel für ein vollständig optimiertes Modul

Der Unterschied zwischen der Rückschritt- und der Entfernen-Taste wird oft sehr analytisch erklärt:

- Die `Entf`-Taste löscht das Zeichen rechts vom Cursor. Der Cursor bleibt an der Stelle stehen, wo er steht, und der nachfolgende Text rutscht nach links.
- Die Rückschritt-Taste löscht das Zeichen links vom Cursor. Der Cursor bewegt sich dabei mit nach links. Der nachfolgende Text rutscht nach.

Und dann wird das irgendwo im Text ausprobiert.

Diese Erklärung ist korrekt – aber kompliziert. Die Teilnehmer schreiben sich das gerne ab – aber das kostet Zeit.

Versuchen Sie es das nächste Mal mit diesem mehr phänomenologischen Ansatz.

Geben Sie den Teilnehmern folgende Anweisungen:

- Schreiben Sie das Wort »Rückschritt«.
- Bleiben Sie mit dem Cursor hinter dem T stehen, und schreiben Sie mit großem E weiter »Entfernen«
- Setzen Sie jetzt den Cursor zwischen das letzte T von »Rückschritt« und das E von »Entfernen«. Drücken Sie jetzt abwechselnd [Entf] und [Rückschritt] und beobachten Sie, was passiert.

Visualisieren Sie das Ergebnis mit folgendem Bild:

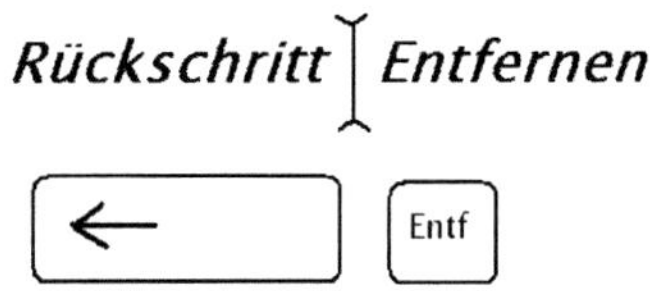

Abbildung 4.1: Die Tasten zum Löschen phänomenologisch statt analytisch erklärt

Das ganze dauert zwei Minuten. Schneller geht's nimmer.

4.3 Stoff weglassen, was das Zeug hält

Nachdem Sie den Stoff Ihres Seminars nach und nach in Module zerlegt haben, werden Sie am Ende für drei Tage Textverarbeitungsschulung von der Einführung über die Vertiefung bis zur Fortsetzung vielleicht 120 Module haben. Vielleicht mehr, wenn Sie ein hohes Vermittlungsinteresse haben und Ihre Software bis in die letzte Ecke kennen. Auf jeden Fall ist das immer zu viel. Als guter Trainer haben Sie auf jeden Fall immer mehr Stoff, als Sie in der vorgegebenen Schulungszeit unterbringen können. Die Frage, die Sie sich in jeder Schulung stellen müssen, lautet also nicht »Was schule ich heute?«, sondern »Was lasse ich heute weg?«.

Kriterium dafür ist immer der Nutzen der Teilnehmern. Aus der Vorstellungsrunde, aus den weiteren Gesprächen mit den Teilnehmer und selbstverständlich auch aus Ihrer Erfahrung heraus wissen Sie, was dem jeweiligen Teilnehmerkreis am besten hilft. Entscheiden Sie!

Wichtig

Erheben Sie keinen Anspruch auf Vollständigkeit! Zeigen Sie, was zur Lösung einer bestimmten Aufgabenstellung notwendig ist. Den Rest lassen sie weg.

Die Frage »Was lasse ich weg?« lässt sich für einige Funktionen auch grundsätzlich beantworten. Ich sehe beispielsweise keinen Grund mehr, in einer Textverarbeitungsschulung Tabulatoren zu schulen. Fast jede Aufgabenstellung, die man früher vielleicht mit Tabulatoren gelöst hat, lässt sich heute mit einer (gegebenenfalls einzeiligen) Tabelle viel eleganter und praktischer lösen.

Allgemeiner und fachmännischer gesprochen geht es um die Frage der Redundanz in Software-Oberflächen. Redundanz heißt, dass Dinge doppelt und dreifach vorkommen. In der Datenhaltung versucht man, so etwas immer zu vermeiden. Die Adresse eines Kunden sollte in jeder Firma nur einmal gespeichert sein und nicht von jeder Abteilung extra.

Bei Software-Oberflächen ist Redundanz aber gut. Den Anwendern werden Wahlmöglichkeiten geboten. Text ausschneiden und woanders einfügen geht mit Strg-X und Strg-V oder mit den Menüpunkten *Bearbeiten Kopieren* und *Bearbeiten Einfügen* oder mit dem Kontextmenü der rechten Maustaste oder mit Drag & Drop oder mit [Alt]-[B]-[U] und [Alt]-[B]-[I].

Gleichzeitig macht diese Redundanz die Software aber zunehmend komplex. Haben Sie schon mal gezählt, wieviel Klickmöglichkeiten es in einem Word-Fenster gibt?

Ihre Aufgabe als guter Software-Trainer besteht darin, diese Wahlmöglichkeiten, die Komplexität der Software nicht etwa bis ins Detail aufzuzeigen, sondern im Gegenteil einzuschränken! »Für Sie ist es das beste, Sie machen das über das Menü!«[2]

2. Vgl. den Abschnitt »...Sie haben die Möglichkeit« in Kapitel 3.

4.4 Das Seminar nacharbeiten

Ich erlebe viele Trainer, die nach dem Seminar ihre Unterlagen zusammenpacken und nach Hause gehen. »Die Seminarbeurteilung war gut, das ist das wichtigste, jetzt habe ich Feierabend.« – Wie gesagt: Ich glaube, dass auch diese Trainer sich von Mal zu Mal immer weiter verbessern. Aber sie vergeben sich eine Chance, den Verbesserungsprozess aktiv voranzutreiben.

Mein Tipp: Bleiben Sie noch ein halbe Stunde und rekapitulieren Sie den Tag. Fragen Sie sich:

- Welche neuen Argumente, Formulierungen oder Schlüsselwörter sind mir heute eingefallen, die ich das nächste Mal wieder verwenden will?
  - Blättern Sie zur Erinnerung Ihren kompletten Flipchartanschrieb noch einmal durch.
- Welche Teilnehmerfragen haben in mir heute ein neues Verständnis der Teilnehmerprobleme oder –aufgabenstellungen gebracht?
  - Gehen Sie dazu in Gedanken jeden Teilnehmer einmal durch und überlegen Sie, welche Fragen er heute gestellt hat.
- Wo hat es bei den Übungsbeispielen gehakt? Welchen Workaround habe ich gefunden? Welche Veränderungen haben die Teilnehmer eingebracht?
- Schauen Sie sich auf jedem Teilnehmerrechner die Übungsbeispiele an. Wenn ein Teilnehmer eine Aufgabe besonders geschickt oder hübsch gelöst hat, kopieren Sie sich die Datei und nehmen sie fortan als neue Zielvorgabe.

Wenn die Möglichkeiten dafür da sind, d.h., Sie haben Ihr Notebook dabei und werden nicht gleich aus dem Schulungsraum rausgeschmissen, ändern Sie gleich an Ort und Stelle die Datei mit Ihrem Trainingskonzept oder den Folien. Ansosnten notieren Sie sich die Antworten auf diese Frage und arbeiten sie möglichst noch am Abend in ihr Trainingsmaterial ein.

4.5 Die Teilnehmer wollen schnelle Erfolge

Erinnern Sie sich noch an ihre erste Fahrstunde? Was war das wichtigste für Sie? Sich endlich hinter's Lenkrad setzen dürfen und das Teil zum Rollen bringen! Fahren eben! Oder? Sie wollten nicht als erstes wissen, wie ein Vergaser funktioniert. Sie wollten nicht wissen, wo das Warndreieck zu finden ist und wie man es aufstellt (außer Sie heißen Woody Allen). Sie wollten fahren!

Den Teilnehmern im Software-Seminar geht es genau so. Sie wollen schnelle Ergebnisse. Sie wollen tun.

Mein Tipp: Lassen Sie sie!

Tipp

Vermeiden Sie lange Einführungen und lange theoretische Erklärungen zu Beginn. Flechten Sie dieses Material lieber in die praktischen Module ein.

Tipp

Gestalten Sie Ihre Übungsaufgaben so, dass die Teilnehmer schnell einen praktischen Nutzen haben.

Schon die erste Pause ist dafür der entscheidende Meilenstein:

Wichtig

Bis zur ersten Pause müssen die Teilnehmer den wesentlichen Nutzen einer Software erkannt und praktisch erfahren haben.

- In der Textverarbeitungseinführung müssen die Teilnehmer bis zur ersten Pause einen Brief geschrieben und ausgedruckt haben.
- In der Tabellenkalkulationseinführung müssen die Teilnehmer bis zur ersten Pause das Grundprinzip und den riesigen Vorteil

erkannt haben, dass man hier nicht mit konkreten Zahlen, sondern mit abstrakten Zelladressen rechnet.

- In einer Webpublishing-Einführung müssen die Teilnehmer zur ersten Pause ihre erste eigene Homepage erstellt haben.
- Und so weiter ...

Der wesentliche Nutzen der Software muss so schnell wie möglich klarwerden. Dann bleiben die Teilnehmer bei der Stange und öffnen sich auch für theoretische Hintergrunderklärungen oder komplizierte Handhabungsschritte.

4.6 Richtige Beispiele wählen

Auch bei der Wahl der Übungsaufgaben und Beispiele muss der Nutzen der Teilnehmer das Auswahlkriterium sein. Der Lernprozess ist für die Teilnehmer ja mit der Schulung nicht zu Ende. Wenn sie zurück am Arbeitsplatz sind, beginnt für sie die schwierige Aufgabe des Transfers: Das Gelernte müssen sie jetzt auf ihre eigene Aufgabenstellungen anwenden. Das fällt umso leichter, je dichter die Übungsaufgaben an dem Alltag der Teilnehmer sind.

Auch wenn's vielleicht witzig und humorvoll gemeint ist: Aber wer schreibt im wirklichen Leben schon einen Brief an Mickey Mouse – oder an den Bundeskanzler? Wer beglückt die Einwohner Entenhausens regelmäßig mit Serienbriefen? Welches deutsche Unternehmen hat seine Vertriebsregionen tatsächlich Nord, Süd, Ost und West genannt?

Wir sind in der Erwachsenenbildung, meine Herrschaften!

Im wirklichen Leben geht es um das Abwägen zwischen Leasingkosten und Kreditzinsen, um die Senkung von Einkaufspreisen durch die Suche neuer Lieferanten oder um die Auswertung großer Mengen chemischer Labordaten.

Tipp

Um richtige Beispiele zu finden, lernen Sie von Ihren Teilnehmern!

1. Erkundigen Sie sich immer wieder, was Ihre Teilnehmer tatsächlich mit der Software machen wollen oder müssen.
2. Identifizieren Sie typische Aufgabenstellungen für eine Berufsgruppe oder Branche.
3. Finden Sie die beste Lösung dafür und entwickeln sie daraus ein überzeugendes Übungsbeispiel.

4.6.1 Ein durchgängiges Szenario durchspielen

Schön ist es, wenn es gelingt, während der ganzen Schulung ein durchgängiges Szenario zu benutzen.

In einer Einführung in die Textverarbeitung wird der erste Brief – eine Einladung zu einer Produktpräsentation – im zweiten Vormittagsblock durch eine Agenda (Arbeiten mit Tabellen) ergänzt und eine Wegbeschreibung (Einbinden von Grafiken) eingefügt. Das ganze geht dann als Serienbrief an Kunden raus, die genau zu selektieren sind, mit einem vorgedruckten Antwortformular, das die Daten des Absenders schon enthält. Aus den Adressdaten werden Namensschilder (Etiketten) zum Anstecken und eine Teilnehmerliste gedruckt.

Ein schönes Beispiel für Datenbankschulungen ist ein »Tante Emma Laden«, d.h. ein kleines Warenwirtschaftssystem für einen Einzelhändler. Da müssen Verkaufspreise abhängig von Einkaufspreisen aktualisiert werden. Aus aktuellen Lagerbeständen und der durchschnittlichen Umschlagszeit werden automatisch Bestell-Listen generiert. Pivot-Charts zeigen die erfolgreichsten Marken jeder Produktkategorie.

4.6.2 Ein provoziertes Problem motiviert den nächsten Schritt

Machen Sie Ihre Schulung spannend. Hier ist ein einfacher dramaturgischer Tipp dafür. Gestalten Sie das Szenario so, dass jede neue Funktion als Lösung eines erkannten und erlebten Mangels der bisherigen Kenntnisse daherkommt. Beispiele:

- Lassen Sie in einer Textverarbeitungsschulung die Teilnehmer erst mit der Leertaste einrücken und lassen Sie sie erfahren, welches Chaos dadurch entsteht, wenn sie den Text nachträglich verändern ...

... und zeigen Sie dann erst die Schaltfläche »Einzug vergrößern«.

- Lassen Sie die Teilnehmer in einer Tabellenkalkulationsschulung erst praktisch erfahren, wie umständlich eine mehrfach geschachtelte Wenn-Funktion ist ...

  ... und zeigen Sie dann SVERWEIS() als bessere Lösung.

- Lassen Sie in einer Publishing-Einführung die Teilnehmer erst erfahren, wie riskant es ist, eine Grafik, die aus mehreren Einzelobjekten zusammengesetzt ist, als Ganzes zu verschieben ...

  ... und zeigen Sie dann erst die Funktion »Gruppieren«.

4.7 Programmlogik vs. Sachlogik

Lernen Sie zwischen Programmlogik und Sachlogik zu unterscheiden.

Vermeiden Sie es, Ihre Schulung im Sinne der Programmlogik aufzubauen, also extrem gesprochen, die Menüleiste von links nach rechts durchzuschulen.

Folgen Sie stattdessen dem Vorschlag vom Abschnitt *Ein durchgängiges Szenario durchspielen*. Entwickeln Sie das Drehbuch Ihrer Schulung aus einem Sachproblem heraus und folgen Sie dann der Logik der sachlichen Aufgabenstellung.

Allerdings ist dieser Ansatz nicht immer richtig. Es gibt Fälle, wo Sie den Teilnehmern sagen müssen: »Ja, ohne Computer würden Sie das so machen, aber mit dem Computer ist es tatsächlich vorteilhafter, wenn Sie ihre gewohnte Arbeitsweise ablegen und es folgendermaßen machen.«

Hierfür ein Beispiel:

- Seit den Anfängen der Buchhaltung ist es üblich, Summen am unteren Ende einer Spalte zu bilden. Das war vernünftig, solange man die Zahlen tatsächlich in Büchern erfasste, wie es der Name Buchhaltung ausdrückt. Pro Seite gab es nur eine begrenzte Zahl von Einträgen, unten wurden die Summen gebildet und als Übertrag an den Anfang der nächsten Seite geschrieben.

Mit Einführung der Software-Kategorie Tabellenkalkulation macht diese Usance allerdings überhaupt keinen Sinn mehr. Die Beschränkung einer Buchseite gibt es ja nicht mehr. Die Listen können Tausende von Zeilen lang sein. Wo findet man die Summe? Soll man ewig runterscrollen?

Es macht also Sinn, von der alten Sachlogik abzuweichen.

Tipp

Wenn Sie Tabellenkalkulation schulen, bringen Sie den Teilnehmern immer bei, dass sie Summen und ähnliche Zusammenfassungen immer oben bilden!

Die Bereiche, auf die sich die Summenfunktion dann bezieht, sollten dann sinnvollerweise viel tiefer reichen, als mit Zahlen gefüllt sind. Wenn dann unten neue Einträge dazukommen, ändert sich oben die Summe automatisch und ohne weitere Anpassung.

- Ein anderes Beispiel, wo die Programmlogik oder besser IT-Logik eindeutig Vorrang haben muss, ist der Aufbau von Datenbanken. Wer hier denkt, er könnte top-down, sozusagen mit der Gestaltung des Access-Formulars beginnend zu einer brauchbaren Anwendung kommen, wird kläglich scheitern. Hier muss als erstes eine Datenanalyse erstellt und dann ein durchweg normalisiertes relationales Datenmodell entwickelt werden. Das folgt natürlich überhaupt nicht der »intuitiven« Sachlogik eines Anwenders, der erst einmal die Daten erfassen will, bevor er darüber nachdenkt, wie er sie dann auswertet.

4.8 Der blaue Fortschrittsbalken

Schon mal Software installiert? Klar. Rhetorische Frage. Was sieht man dabei in der Regel, wenn das Installationsprogramm nach und nach die Ordnerstruktur anlegt, die Dateien entpackt und kopiert sowie die Eintragungen in die Registry macht? Genau! So einen blauen Balken. Einen »Progress Indicator«. Und was geht einem durch den Kopf, wenn der stehen bleibt? Oder welche Frage stellt man sich, wenn der gar nicht erst erscheint? Dann läuft wohl irgendwas schief. – Nützliches Teil also, so ein blauer Fortschrittsbalken.

In der Schulung ist es nicht anders. So wie ein Anwender die Kontrolle über seinen Rechner für eine Weile vertrauensvoll dem Installationsprogramm überlassen muss, so überlässt ein Teilnehmer für einen Tag die Kontrolle über den Lernablauf voller Vertrauen seinem Trainer als Lernorganisator. Was er dafür erwarten kann – und was er auch braucht, um das Vertrauen zu behalten -, ist ständiges Feedback über den Stand der Dinge. Wo sind wir gerade? Was haben wir schon erledigt? Was steht noch an? Und zur Erinnerung immer mal wieder: Wo wollen wir am Ende überhaupt hin?

Wenn diese Zwischenstandsmeldungen nicht gegeben werden, entstehen Fragezeichen in den Köpfen der Teilnehmer: Kommt das Thema, das mich eigentlich interessiert, noch dran oder nicht? Was hat das, was wir gerade machen, mit meiner Fragestellung zu tun? Ist es notwendige Voraussetzung oder kann ich mich erstmal für eine Weile ausklinken? Soll ich die Zeit nicht lieber nutzen, um mit Versuch und Irrtum sowie der eingebauten Hilfe selber rauszukriegen, was mich wirklich interessiert? – Es soweit nicht kommen zu lassen, ist Teil der Führungsverantwortung eines guten Software-Trainers.

Wie macht man das am besten? Eines dürfte aus der eingangs benutzten Illustration klar sein: Der blaue Balken muss immer zu sehen sein! Sonst gibt es Irritationen. Es reicht also nicht, zu Seminarbeginn einmal die Themenübersicht ans Flipchart zu schreiben und sie dann mit dem ersten Punkt, den man erklärt, wegzublättern. Die Themenübersicht muss die ganze Zeit gut sichtbar, getrennt von den anderen Medien, aushängen. Es bietet sich an, statt Spiegelstrichen oder bullit points lieber kleine Kästchen, check boxes, vor die einzelnen Punkte zu malen und die dann im Verlauf der Schulung abzuhaken. Man kann auch tatsächlich ein lang gezogenes, blaues Rechteck senkrecht neben die Themenübersicht malen und dieses dann nach und nach mit blauen Strichen ausfüllen. In einer Software-Schulung wird diese Analogie sicherlich schnell verstanden. Ich empfehle vier Oberpunkte – etwa entsprechend den vier Tagesvierteln, in die sich ein Seminar normalerweise gliedert – und pro Tagesviertel drei, maximal vier Unterpunkte.

Vorsicht ist geboten bei der Formulierung dieser Themenpunkte. Denn mit ihrer Veröffentlichung geht man sozusagen mit den Teilnehmern einen Vertrag ein. Dann muss man auch liefern! Und man weiß ja nie genau, wie weit man mit der jeweiligen Gruppe kommt. Es empfiehlt sich deshalb, die Themen relativ abstrakt oder allgemein zu formulieren. Also z.B. lieber »Angriffe aus dem Internet abwehren« anstatt »Die Einstellungsmöglichkeiten der Windows XP Personal-Firewall«. Dann ist man frei, je nach Zeit, Aufnahmefähigkeit oder Interessenslage der Teilnehmer unter diesem Punkt mehr oder weniger abzuhandeln.

So! Wo waren wir noch gleich? Wir haben den Nutzen häufiger Zwischenstandsmeldungen erläutert, am Beispiel der Software-Installationsprogramme illustriert und Vorschläge gemacht, wie das am besten in die Praxis umzusetzen ist. Fertig! Die Installation ist abgeschlossen. Viel Spaß bei der Anwendung!

4.9 Die drei T

Zum Abschluss dieses Kapitels noch ein kleiner, nützlicher Methodiktipp aus den USA zum Thema »Struktur in den Stoff bringen«. Die Empfehlung für den Aufbau eines Vortrags oder einer Lerneinheit lautet:

- **Tell them, what you are going to tell them.**

  Geben Sie den Teilnehmern eine Vorschau auf das, was sie lernen werden und welchen Nutzen sie davon haben.

- **Tell them.**

  Dann bringen Sie ihnen bei, was sie brauchen, um diesen Nutzen zu erzielen.

- **Tell them, what you told them.**[3]

  Und schließlich fördern Sie das Behalten durch einen Rückblick, auf das, was die Teilnehmer gelernt haben, unter Verwendung einer der Wiederholungstechniken aus Kapitel 5.

Wenn Sie den Empfehlungen für die erste Viertelstunde folgen und im weiteren Verlauf die Modultechnik nutzen, erfüllen Sie die Regel der 3 T automatisch. Insofern wäre der Tipp in diesem Buch eigentlich überflüssig. Er ist aber durchaus nützlich auch für Nicht-Schulungssituationen, beispielsweise wenn Sie eine Produktpräsentation oder eine andere Art von Vortrag halten.

Auch die klassisch empfohlene Gliederung für Studienarbeiten oder Ähnliches folgt im Grunde dieser Struktur: Eine Einleitung mit der Beschreibung des Problems, ein Hauptteil mit der Erörterung verschiedener Lösungsmöglichkeit und ein Schlussteil mit dem Ergebnis oder dem Fazit.

Auf dem Theater und im Kino nennt man die gleiche Struktur übrigens 1. Akt, 2. Akt, 3. Akt.

3. Jetzt wird auch der Name »3 T« plausibel. Wenn man das eindeutschen wollte, müsste man es »Die 3 S« nennen. »Sage ihnen ...« Darauf habe ich aber verzichtet, denn »3 S« ist ja schon belegt – wie wohl jeder von Ihnen weiß. (Oh je! Schwerer Verstoß gegen 3.5.1) – Nein? – »3 S« ist der Tipp für Kochanfänger zur Vorbereitung von Fisch: Säubern, Säuern, Salzen.

5

Das Behalten fördern

5.1 Wiederholung ist die Mutter allen Lernens

Повторение-мать учения!

Powtorenie – mat ucenija – Wiederholung ist die Mutter allen Lernens. Mein Lieblingssprichwort aus Russland! Dieser Satz braucht keine Argumente mehr. Sofort einleuchtend. Die Frage ist nur: Wie setzt man diesen Satz am besten um?

Die meisten Trainer haben die eine oder andere Wiederholungsphase in ihrer Schulung. Oft wird am Morgen des zweiten oder dritten Tags der Stoff des Vortags noch einmal zusammengefasst. Oder auch schon nach jeder Pause gibt es eine Wiederholung, bevor es mit einem neuen Thema weitergeht. Das ist richtig und gut so.

Phantasielos sind viele Trainer allerdings bei der methodischen Gestaltung dieser Wiederholungsrunden. Vorwiegend wird nur referiert. Das ist eine Wiederholungstechnik, aber die langweiligste. Hier sind ein paar andere Vorschläge:

5.1.1 Prüfungsfragen an den Trainer

Prüfungsfragen in die Gruppe wie früher in der Schule als Wiederholungstechniken nach dem Motto »Nun zeigen Sie mal, was Sie gelernt haben!«, sind unangebracht. Das hat sich bei den meisten Erwachsenenbildnern rumgesprochen. Witzig und spannend dagegen ist es, diese Technik einfach umzudrehen. »Testen Sie mich! Prüfen Sie mal, was ich so drauf habe! Schreiben Sie jeder eine Prüfungsfrage für mich auf ein Blatt. Über den Stoff des gestrigen Tages. Aber Achtung: Sie müssen die korrekte Antwort wissen. Es kann sein, dass ich sie nicht weiß. – Oder dass ich so tue, als wüsste ich sie nicht und absichtlich falsch antworte. Nehmen Sie ihre Notizen von gestern als Hilfestellung.«

So werden die Teilnehmer einzeln gezwungen, den ganzen Stoff von gestern nach einer geeigneten Prüfungsfrage zu durchforsten. Und durch die Vielfalt der Fragen, die dann vor der ganzen Gruppe gestellt und beantwortet werden, wird der gesamte gestrige Tag noch einmal in Erinnerung gerufen.

5.1.2 Mentales Training

Eine Technik, die vielleicht von Leistungssportlern bekannt ist. Bei einem Leichtathletik-Sportfest sieht man einen Hochspringer, wie er kurz vor dem Sprung plötzlich für 30 Sekunden innehält und die Augen schließt. Was macht er da? Er geht den ganzen Sprung, jede Teilbewegung einmal gedanklich durch und stellt sich den Erfolg vor. Wie er durch optimale Ausführungen jeder Bewegung ohne zu Reißen über die Latte kommt. Und dann springt er – und gewinnt!

Im Internet gibt es zahllose Studien über die positiven Effekte von *Mental Practice*. Warum kopieren wir diese Technik nicht für unser IT-Training? Beispiel:

»Setzen Sie sich bequem hin, entspannen Sie sich, schließen Sie die Augen. – Denken Sie jetzt an unsere Übung von gestern. Gehen wir die einzelnen Schritte in Gedanken noch einmal durch. Was war der erste Menübefehl, den wir aufgerufen haben? ...«

5.1.3 Wer wird Millionär?

Diese Wiederholungstechnik ähnelt der erstgenannten, nur steht hier nicht der Trainer im Mittelpunkt und sie hat noch mehr spielerischen Charakter. Jeder Teilnehmer wird aufgefordert, eine oder zwei Fragen nach Günter-Jauch-Muster aufzuschreiben. Mit a-, b-, c-, d-Alternativen. Dann werden die Fragen vorgelesen und von der Gruppe beantwortet.

5.1.4 Gelerntes priorisieren lassen

Ob etwas hängen bleibt bei den Teilnehmern oder nicht, hängt wesentlich davon ab, ob sie es schaffen, den angebotenen Stoff auf sich zu beziehen. Der berühmte Transfer in die Praxis. Viele Teilnehmer, die Lernen nicht mehr so gewohnt sind, müssen auch erst wieder üben, Wichtiges von Unwichtigem zu unterscheiden. Mit dieser Wiederholungstechnik helfen Sie ihnen dabei.

Fordern Sie die Teilnehmer auf, die drei für sie wichtigsten Gedanken, Erkenntnisse, Lernpunkte des bisher vermittelten Stoffs in ihren Aufzeichnungen oder den Schulungsunterlagen mit einem Textmarker anzustreichen und diese drei dann noch in eine Reihenfolge zu bringen. Auch mit dieser Technik zwingt man die Teilnehmer wieder, sich mit dem ganzen bisher dargebrachten Stoff auseinander zu setzen. Allerdings lässt man die Ergebnisse hier besser unveröffentlicht. Niemand soll befürchten müssen, dass er sich vor der Gruppe lächerlich macht, weil er vielleicht einen Punkt an erster Stelle hat, den die anderen vollkommen trivial finden.

5.1.5 Die Teilnehmer führen den Trainer durch die Software

Eine schöne Übung, die allen Spaß macht. Die Rollen von Lehrer und Lerner werden spielerisch vertauscht. Der Trainer setzt sich an seinen Rechner, der Beamer ist an, die Bildschirme der Teilnehmer sind aus – und nun führt die Gruppe den Trainer durch eine bestimmte Aufgabe. »Ich will einen Makro aufnehmen, der ... Zeigen Sie mir wie es geht! Führen Sie mich! Worauf soll ich als erstes klicken? ...«

5.1.6 Schritte zum ...

Diese Wiederholungstechnik ist eine Kombination aus mentalem Training und Führung des Trainers durch die Teilnehmer. Hierbei entwickelt der Trainer gemeinsam mit den Teilnehmern bei ausgeschaltetem Beamer und Bildschirmen noch einmal rückblickend die Schritte zum Lösen einer bestimmten Aufgabenstellung. »Wie war das noch gestern? Wir haben einen Makro aufgenommen, der ... Wie haben wir das gemacht? Was war der erste Schritt?« Am Flipchart steht dann:

Schritte zum Aufnehmen eines Makros

1. *Menü –>Extras->Makros->Aufzeichnen*
2. ...

5.2 Das Mitschreiben schulen

Viele Teilnehmer haben lange nicht mehr die Schulbank gedrückt. Sie haben keine Übung mehr darin, etwas mitzuschreiben. Erst recht nicht in einem Software-Seminar, das vielleicht für manche noch das erste ist.

Einige helfen sich, indem sie alles mitschreiben, was Sie anschreiben. Wahllos. Andere würden am liebsten alles mit stenografieren, was Sie sagen. Wieder andere schreiben gar nichts mit und warten auf Handouts von Ihnen.

Helfen Sie Ihren Teilnehmern auch bei dieser Schwierigkeit!

Tipp

Sagen Sie an, was es Wert ist, mitgeschrieben zu werden, und was nicht. Und machen Sie ihnen Vorschläge, wie sie mitschreiben sollen.

Eine gute Variante ist es, einzelne Schritte zu einem bestimmten Ziel aufschreiben zu lassen. In der Regel tut man das als Modulschritt 5 in der Zusammenfassung zum Ende eines Moduls. Zum Beispiel:

Schritte zum Erstellen einer Signatur in Outlook:

1. Die Signatur in einem leeren Word-Dokument schreiben und gestalten.
2. Die ganze Signatur in die Zwischenablage kopieren.

3. Den Menüpunkt Extras Optionen aufrufen.
4. ...
5.

5.3 Interaktive Handouts

»What I hear, I forget. What I see, I remember. But what I do, I understand.« Diese 2500 Jahre alte Erkenntnis des damals schon gut Englisch sprechenden Konfuzius ist eine Grundlage erfolgreicher Lehrmethodik in allen Kulturen. Deshalb hat man z.B. beim Gitarrenunterricht seine Gitarre dabei und IT-Trainings sind »hands on«, jeder Teilnehmer hat einen Computer – und zwar jeder seinen; beim Gitarrenunterricht spielen ja auch nicht drei Schüler auf einer Gitarre.

Was die ausgeteilten Materialien anbelangt, ist die Weisheit, dass man nur durchs Tun zu einem tieferen Verständnis kommt, oft aber noch nicht so ganz umgesetzt. Mit den Schulungsunterlagen wird während des Seminars nur selten wirklich praktisch gearbeitet. Die Handouts haben oft nur Informationscharakter oder sind zum Nachlesen für zu Hause. Das ist schade. Informative Handouts sind zwar gut und haben ihren Platz, aber interaktive wären besser.

5.3.1 Informative Handouts

Dabei ist der Weg zu besseren Handouts eigentlich ganz leicht. Denn viele Trainer haben für ihre Schulung schon einen Satz informativer Handouts parat. Oft sind es Übersichten, die zusammenfassen, was vorher doziert, erklärt oder gemeinsam erarbeitet wurde. Sie werden benutzt, um eine Lerneinheit abzuschließen oder um später wiederholend darauf zurückzukommen. In IT-Trainings sehr beliebt sind Tastenübersichten und kommentierte Screenshots. Gerne ausgeteilt werden auch Glossare wichtiger Fachbegriffe. Dann gibt es natürlich viele Varianten von informativen Handouts, die über den vermittelten Stoff hinausführen, z.B. Zeitungsartikel aus Fachzeitschriften oder eine Ressourcenliste mit Buchtiteln und Weblinks zu dem geschulten Thema.

5.3.2 Interaktive Handouts

Warum nehmen wir nicht einfach die informativen Handouts, die wir haben, und machen sie interaktiv? Dafür gibt es drei verschiedene Ansätze.

Vervollständigen ...

Man kann die Teilnehmer bitten, etwas Unvollständiges zu vervollständigen. Zum Beispiel die Glossarliste: Lassen wir sie doch einfach unvollständig. Üblicherweise hat so ein Glossar z.B. links 20 Begriffe und rechts 20 Erklärungen. Lassen wir doch einfach links fünf Begriffe weg, und rechts zwei Erklärungen. Die sollen sich die Teilnehmer im Laufe der Schulung selber reinschreiben.

Oder wir nehmen ein vorhandenes informatives H _ _ _ _ _ _ , z.B. eine Zusammenfassung, die überwiegend Fließtext enthält, und machen daraus einen Lücken _ _ _ _ . Die Aufgabe heißt dann: Fill in the blanks!

Sortieren ...

Ein gutes Mittel zur Aktivierung ist das Sortieren. Zum Beispiel haben manche Lerneinheiten zum Resultat, was Teilnehmer salopp Waschzettel oder Kochrezept nennen. Solche »Schritte zum ...«-Blätter kann man schön interaktiv machen: Oben auf dem Blatt stehen die ganzen Schritte, aber durcheinander gewürfelt. Unten steht nur 1., 2., 3. usw. und die Teilnehmer müssen die Schritte dann in der richtigen Reihenfolge hineinschreiben. Ein Beispiel aus dem IT-Training: In einer Programmierer-Schulung kann man Quellcode-Beispiele, die man sonst als informatives Handout austeilen würde, vorher auseinander schnippeln. Die Programmierer sollen das dann in der richtigen Reihenfolge bitte wieder zusammensetzen. Das hilft, Strukturen zu verstehen.

Beurteilen ...

Nichts hilft mehr, Dinge zu verstehen und zu behalten, als sie dem Urteil zu unterwerfen, »Was bedeutet das für mich?«. Die ausgeteilten Handouts sind nicht für jeden Teilnehmer gleich wichtig. Helfen wir den Teilnehmern, sie für sich zu bewerten und nach Wichtigkeit zu kategorisieren. Dazu drucken wir auf jedes Blatt die Ankreuzkästchen: ❑ Muss ich wissen. ❑ Wäre gut zu wissen. ❑ Zum später Nachschlagen. Für die interaktive Arbeit mit dem Schulungshandbuch können wir den Teilnehmern leicht zu zeichnende Symbole vorschlagen, mit denen sie den Text am Seitenrand annotieren: ein Fadenkreuz ⌖ für »Muss ich wissen«, ein aufgeschlagenes Buch 🕮 für »Wäre gut zu wissen« und eine Registerkarte 🗀 für »Zum Nachschlagen«.

Ich denke, diese paar Vorschläge werden zu vielen weiteren Ideen anregen. Wem gar nichts einfällt, der kaufe sich einfach ein normales Rätsel _ _ _ _ am Zeitungs _ _ _ _ _. Darin gibt es genug zum Abschauen.

Und zum Schluss: Bitte kopieren Sie diese Seite, schneiden Sie die Schnipsel unten aus der Kopie aus und bringen Sie sie in die richtige Reihenfolge.

What I see	I forget	What I hear	I understand	What I do	I remember

5.3.3 Leere Menüs

Anwender haben ja oft Orientierungsschwierigkeiten in einer Software. Das geht selbst uns Profis manchmal so. Wir wissen, dass es geht; wir wissen auch wie es geht. Aber wo war noch mal der Einstiegspunkt? War das bei dem Menüpunkt Extras oder bei Aktionen?

Eine gute Möglichkeit, wie Sie sozusagen die »Ortskenntnis« Ihrer Teilnehmer schulen und festigen können, sind »leere Menüs«.

Was meine ich damit?

Gestalten Sie für Ihre Teilnehmer eine Tabelle, die vielleicht so aussieht:

Sie hat so viele Spalten, wie es waagerechte Menüpunkte in Ihrer Software gibt, und unterschiedlich viele Zeilen, je nach dem, wie viele Menübegriffe unter jedem Hauptpunkt sind.

Eine Einsatzmöglichkeit ist es, dieses Blatt (in A4 quer und die Kästchen so groß, dass man darin schreiben kann) gleich am Anfang auszuteilen. Sie fordern die Teilnehmer dann auf, immer wenn sie einen Menüpunkt zum ersten Mal benutzen, ihn in dieses Blatt einzutragen. Nach einer Weile könnte die Tabelle dann so aussehen:

Datei	Bearbeiten			Extras		
	Rückgängig					
Speichern						
				Optionen		

Ein zweite Varianteist es, diese Idee als Wiederholungstechnik einzusetzen. Nach jeder Pause, teilen Sie das Blatt leer aus, und die Teilnehmer sollen sich erinnern, welche Menüpunkte bisher benutzt wurden und wo sie zu finden sind.

5.4 Beispiele und Vergleiche

Das Problem bei Beispielen und Vergleichen ist immer: Sie müssen stimmen. Wenn sie das nicht tun, tragen sie nicht zum Verständnis bei, sondern verwirren nur.

Es gibt den berühmten Vergleich, das Dateisystem sei wie ein Akten- oder Kleiderschrank. So? Echt? Wer hat denn in seinem Kleiderschrank ein Fach, darin ein weiteres Fach, darin wieder ein Unterfach, in dem noch mal ein Fach ist und in diesem Fach hat er 70 % seiner Klamotten? Und dieses Fach im Fach im Fach im Fach im Kleiderschrank ist dann fast genauso groß wie der ganze Kleiderschrank selbst?

Vergleiche sind in der Regel nicht zielführend. Was da verglichen wird, ist eben nicht gleich, sonst müsste es ja nicht verglichen werden.

Beispiele sind besser! Beispiele sind nämlich etwas anderes als Vergleiche! Ein Beispiel ist ein anderes Element aus der gleichen Obermenge. Sagen wir, man will ein Ding namens E1 erklären, das zu der Obermenge M gehört und das die Teilnehmer nicht kennen. Man beschreibt seine Eigenschaften und erklärt es, so gut man kann. Zur Illustration erinnert man dann an ein anderes Ding E2 aus der gleichen Obermenge M, das die Teilnehmer schon kennen. »Ach so!«, sagen die dann.

Zu kompliziert mit der Mengenlehre? Hier ist ein ... äh ... Beispiel für diese Vorgehen:

- A ist ein Vokal – wie U.

Das ist kein Vergleich, sondern ein Beispiel.

Hier ein Beispiel (für ein Beispiel) aus unserem Fachgebiet:

- Was ist ein VIEW bei einem Datenbankprogramm?

Erstmal die Erklärung (1-Satz-Version):

- Ein VIEW ist eine vordefinierte Ansicht auf eine bestimmte Teilmenge der Gesamtdaten.

Und hier das Beispiel:

- Denken Sie an eine Fernsehzeitschrift. Da gibt es für jeden Tag eine Auflistung der Gesamtdaten. Alle Programme, alle Sendungen von Sendebeginn bis Sendeschluss. Früher hatten Programmzeitschriften nur diese eine Übersicht. Moderne Programmzeitschriften aber haben noch zusätzliche Seiten: »Alle Spielfilme« oder »Alle Serien« oder »Sportsendungen heute«. Eine moderne Programmzeitschrift ist eine Datenbank mit verschiedenen Views.

Merken Sie den Unterschied zum Vergleich? Hier muss eben nichts verglichen werden. »Alle Spielfilme« IST ein View! Ich erkläre, was ein View ist und benutze zur Illustration ein anderes Exemplar der gleichen Gattung, einen anderen View.

Fazit:

Wichtig

Vermeiden Sie Vergleiche! Suchen Sie stattdessen nach anschaulichen Beispielen!

6

Spiele!

Überraschung! Man darf auch Spaß haben in IT-Schulungen. Das gilt für die Teilnehmer und für Sie. Lockern Sie Ihr Programm durch kleine Spiele, Rätsel, Requisiten oder Gruppenarbeit auf. Hier sind ein paar Anregungen.

6.1 Brainteaser

Brainteaser sind kleine Rätsel, die Sie als Wachmacher einsetzen. Entweder gleich morgens oder beispielsweise nach der Mittagspause. Sie signalisieren dem Gehirn: »Hallo, du wirst gebraucht! Bitte den Energiesparmodus ausschalten und alle Systeme auf volle Leistung hochfahren.«

Eine Eigenschaft von diesen Rätseln ist, dass man eingetretene Denkpfade verlassen muss, um die Lösung zu finden. Man muss außerhalb der bisherigen Grenzen denken, outside the box. Hier ein berühmtes Beispiel, dass dies schlagend veranschaulicht.

6.1.1 Das 9-Punkte-Problem

So stellen Sie diese Rätselaufgabe:

1. Malen Sie neun dicke Punkte wie in der Abbildung an die Tafel oder das Flipchart und bitten Sie die Teilnehmer, das abzumalen.

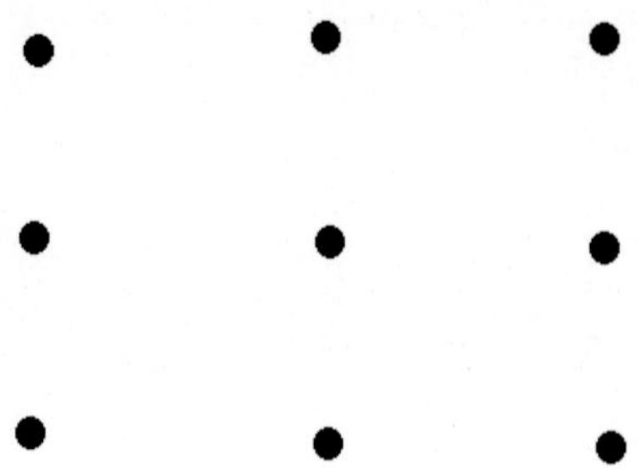

Abbildung 6.1: Das 9-Punkte-Problem (ohne Lösung)

2. Jetzt fordern Sie die Teilnehmer auf, 9 Punkte mit 4 geraden Linien zu verbinden, aber ohne dabei den Stift abzusetzen.[1]

Das macht wach. In der Regel finden nur ein oder zwei Teilnehmer aus einer Gruppe von 10 oder 15 die Lösung. Manche kennen das Rätsel vielleicht, aber fragen sich, »Wie war das noch?«.

Lassen Sie den Teilnehmern genug Zeit, verschiedene Lösungsansätze auszuprobieren. Aber lassen Sie sie auch nicht so lange hängen, dass sie ungeduldig werden. Schließlich ist das nur ein Wachmacher und nicht der Hauptzweck des Unterrichts.

Die Lösung verrate ich hier nicht. Wer es gar nicht raus kriegt, kann im Web nachschauen. Wenn Sie die Einleitung zu diesem Abschnitt sorgfältig lesen, sollten Sie aber auf die Lösung kommen. Darin ist sogar expressis verbis ein Hinweis versteckt.

Ein anderes Beispiel:

6.1.2 Zahlenordnung

So stellen Sie diese Rätselaufgabe:

1. Teilen Sie das Flipchart waagerecht oder das Whiteboard senkrecht in drei gleiche Teile.
2. Dann schreiben Sie die natürlichen Zahlen von 1 bis n langsam nacheinander in die drei Felder.

1. Ähnlich wie bei dem Kinderspielchen »Das ist das Haus vom Nikolaus.«

3. Sagen Sie an, dass Sie die Zahlen nach einem bestimmten System auf die Felder verteilen. Die Teilnehmer sollen rauskriegen, wie die Regel lautet. Was ist das Ordnungsprinzip? Wo kommt die nächste Zahl hin?

   Nach n = 7 sieht die Tafel dann so aus:

1	2	3
4	5	6
7		

Abbildung 6.2: Wo kommt die 8 hin?

4. Fragen Sie die Teilnehmer, wo die 8 hinkommt. – Überraschung! Nicht in die Mitte!

1	2	3
4	5	6
7		8

Abbildung 6.3: Hätten Sie's gedacht?

5. Setzen Sie das Spiel schrittweise fort, bis die Teilnehmer die Lösung raten.

Haben Sie selbst das Ordnungsprinzip schon erkannt? Auch bei diesem Brainteaser findet man die Lösung nur, wenn man eingetretene Denkwege verlässt. Ehemalige Waldorfschüler kommen vielleicht schneller drauf. Stichwort: Formenzeichnen.

So sieht die Tafel nach n = 17 aus.

1	2	3
4	5	6
7	10	8
11	12	9
14	13	
17	15	
	16	

Abbildung 6.4: Noch ein Tipp: Die nächste Zahl, die in die rechte Spalte kommt, ist erst die 33.

Das Gute an diesen Brainteasern ist, dass sie den Kopf aufmachen, dass sie eine Haltung anregen, die offen ist für Neues. Damit kann man dann wieder frisch und aufmerksam in den nächsten Seminarblock gehen. Wenn Sie es schaffen, diese offene, gespannte und neugierige Haltung immer wieder anzuregen, sind Ihre Teilnehmer viel aufnahmebereiter und Sie haben weniger Mühe mit dem Unterricht.

Sie finden im Web bestimmt noch viele andere Rätsel, die diesem Kriterium entsprechen. Wählen Sie aber keine Scherz- oder Spottfragen. Die kann man auch mal bringen – wie gesagt, Spaß haben ist erlaubt – sie erfüllen aber nicht den Zweck des Brainteasing.

6.2 Hallo, wach!

Eine weitere Möglichkeit, die Teilnehmer nach der Mittagspause wach zu halten, ist, Ihnen eine über-gelagerte Aufgabe zu geben. Eine Aufgabe, die nichts mit dem Inhalt der Schulung zu tun hat. Beispielsweise sollen sich die Teilnehmer alle sieben Minuten mit der linken Hand ans rechte Ohrläppchen fassen. Das führt meistens zu Gelächter, es geht ein Zusammenreißen durch die Gruppe und für eine Weile sind wieder alle bei der Sache.

Sie können auch Bingo! mit den Teilnehmern spielen. Geben Sie den Teilnehmern nach der Mittagspause eine Blatt mit neun IT-Begriffen, die wahrscheinlich in den nächsten 90 Minuten in Ihren Vortragsteilen oder Erklärungen vorkommen werden. Wer einen dieser Begriff zum ersten Mal hört, darf Bingo! rufen und den Begriff auf dem Blatt einkringeln. Wer die meisten Begriffe als erster gehört hat, bekommt eine kleine Belohnung.

6.3 Skids

Skids sind kleine Sketche oder Szenen, die Sie mit den Teilnehmern spielen, um einen technischen Sachverhalt zu veranschaulichen. Hier ein Beispiel, das deutlich macht, was eigentlich vor sich geht, wenn ein Programm »abstürzt«.

Programmabsturz in einer Multi-Tasking-Umgebung

Bitten Sie zwei Teilnehmer nach vorne, die jeder ein Programm[2] spielen sollen.

Instruieren Sie die Teilnehmer:

- Teilnehmer 1 spielt ein Programm, das in 2er-Schritten hochzählen kann: 2, 4, 6, 8 usw.
- Teilnehmer 2 spielt ein Programm, dass die 3er-Reihe hochzählt: 3, 6, 9 usw.

2. Fachmännisch präziser wäre es, von »Prozess« zu sprechen. Aber wir wollen die Dinge nicht unnötig verkomplizieren.

Beide sind sozusagen Instanzen eines einfachen Multiplikationsprogramms. Wenn Teilnehmer 2 beispielsweise den Auftrag bekommt, 8 mal 3 zu rechnen, soll er laut, für alle hörbar 8 Schritte weit die 3er-Reihe hochzählen.

Sie spielen das Betriebssystem und halten einen roten Boardmarker in der Hand, der den Prozessor symbolisiert. Die Teilnehmer dürfen nur rechnen, wenn sie den Prozessor haben.

Jetzt geht das Spiel los:

- Sie geben Teilnehmer 1 den Prozessor und fragen »Wieviel ist 6 mal 2?«.
- Teilnehmer 1 zählt laut hoch bis 12 und gibt Ihnen den Prozessor wieder zurück.
- Sie geben Teilnehmer 2 den Prozessor und fragen »Wieviel ist 8 mal 3?«.
- Teilnehmer 2 zählt laut hoch bis 18 und gibt Ihnen den Prozessor wieder zurück.

Jetzt die gleiche Aufgabe in einer Multi-Tasking-Umgebung. Beide Programme wollen gleichzeitig rechnen. Das Betriebssystem gibt ihnen den Prozessor jeweils nur für einen Schritt.

- Teilnehmer 1 bekommt den Prozessor und zählt »2«.
- Teilnehmer 2 bekommt den Prozessor und zählt »3«.
- Teilnehmer 1 bekommt den Prozessor und zählt »4«
- Teilnehmer 2 bekommt den Prozessor und zählt »6«.
- ... usw. Solange bis beide bei 12 oder 18 angekommen sind.

Und jetzt die Situation, wenn das Multiplikationsprogramm einen Bug hat. Der Bug soll darin bestehen, dass es vergisst, wie weit es war, wenn es den Prozessor weggenommen bekommt.

- Teilnehmer 1 bekommt den Prozessor und zählt »2«.
- Teilnehmer 2 bekommt den Prozessor und zählt »3«.
- Teilnehmer 1 bekommt den Prozessor und zählt »2«.
- Teilnehmer 2 bekommt den Prozessor und zählt »3«.
- ... usw. Beide Programme »hängen«.

6.4 Requisiten

Requisiten helfen, abstrakte Sachverhalte im wörtlichen Sinne greifbarer zu machen.

So können Sie zum Beispiel das Prinzip von Public und Private Key verdeutlichen:

- Kaufen Sie sich sechs kleine Zahlenschlösser, so wie sie für Rucksäcke oder Reisetaschen verwendet werden. Setzen sie die Zahlenschlösser alle auf den gleichen Zahlencode.
- Kaufen Sie sich Versandtaschen, die man normalerweise mit einem kleinen Metallclip zumachen kann. So viele, wie sie Teilnehmer haben.
- Teilen Sie die Versandtaschen in der Schulung aus. Bitten Sie jeden Teilnehmer, Ihnen eine Nachricht zu schreiben und diese in die Versandtasche zu tun.
- Legen Sie die sechs Schlösser geöffnet auf einen Tisch.
- Sechs Teilnehmer sollen sich jetzt eines dieser Schlösser holen und ihre Versandtasche mit diesem Schloss verschließen. Die restlichen Teilnehmer verschließen die Versandtasche nur mit dem Metallclip.
- Lassen Sie jetzt die Umschläge von Teilnehmer zu Teilnehmer zu Ihnen nach vorne geben. Ein oder zwei Teilnehmer sollen dabei versuchen, so viel wie möglich Nachrichten auszuspionieren.[3]
- Zum Schluss öffnen Sie vorne die mit dem Zahlenschloss versehenen Umschläge mit dem Zahlencode, den nur Sie kennen.

Andere Beispiele für Requisiten sind

- eine aufgebrochene Diskette, eine geöffnete Festplatte und ein ausrangierter Prozessor für eine PC-Einführung,
- eine Zaubertafel für Kinder, um zu zeigen, wie ein Arbeitsspeicher funktioniert und benutzt wird,
- ein Zweckform-Block, um in einer Textverarbeitunsschulung zu veranschaulichen, was eine Dokumentvorlage ist.

---

3. Spionieren heißt, etwas rauskriegen, ohne dass es die Betroffenen merken. Brutales Aufreißen der Umschläge ist also nicht erlaubt.

6.5 Gruppenarbeit

Entwickeln Sie Phantasie, wie sie die Teilnehmer immer wieder zur Zusammenarbeit bringen können.

- Nutzen Sie die Phantasie der Teilnehmer.

  Beispiel: Wenn Namen und Anschriften für einen Serienbrief erfunden werden müssen, lassen Sie jeden Teilnehmer einen Adressaten diktieren.

- Lassen Sie Übungsaufgaben in Zweiergruppen lösen.

  Beispiel: Ein Teilnehmer gibt einen Ordner im Netz frei und experimentiert mit verschiedenen Zugriffsrechten. Sein Partner probiert die Zugriffe aus und berichtet, was er darf und was nicht. Dann wechseln die beiden die Rollen.

- Bilden Sie typische Arbeitsteilungen aus der wirklichen Welt im Seminar ab.

  Beispiel: Lassen Sie einen Teilnehmer einen kurzen Text schreiben, zum Beispiel eine kurze Zusammenfassung eines zuvor gelernten Themas. Sein Partner soll den Text Korrektur lesen und Änderungen daran vornehmen. Dann soll der erste Teilnehmer die Änderungen einarbeiten oder verwerfen. Dann wieder Tausch der Rollen.

7

Lieben Sie Ihre Teilnehmer!

Bisher kamen die Teilnehmer in diesem Buch fast gar nicht vor. Das ist kein Versehen. Ich glaube nicht, dass die Zusammensetzung der Gruppe oder besondere Teilnehmertypen oder -charaktere irgendeinen Einfluss auf die Qualität oder den Erfolg einer Schulung haben bzw. haben sollten.

»Das wichtigste am Training ist der Trainer« lautet mein Credo. Wenn Sie sich von Ihrem Vermittlungsinteresse leiten lassen, Ihr methodisches Handwerkszeug beherrschen und natürlich den Stoff, dann spielt es keine Rolle, welche Teilnehmer Sie haben.

Die »schwierigen Teilnehmer«, von denen nach der Schlacht am Lagerfeuer immer gern erzählt wird, sind nur deshalb schwierig geworden, weil der Trainer vorher etwas falsch gemacht hat.

Vorsicht

Wenn Sie sich im Training bei dem Gedanken »schwieriger Teilnehmer« erwischen, sagen Sie sich sofort ein stilles STOPP! Schon der Gedanke, das Problem liege außerhalb von Ihnen, ist der Fehler. Schauen Sie auf sich! Was haben Sie falsch gemacht? Was können Sie besser machen?

Hier ein paar Beispiele, wie Sie sich den »schwierigen Teilnehmer« vielleicht selbst geschaffen haben könnten:

- Vielleicht kam der Teilnehmer zu früh. Sie waren mit Ihrer Vorbereitung noch nicht fertig und verärgert über die Störung. Deshalb haben Sie den Teilnehmer unbewusst nur knapp und schroff begrüßt und dann erstmal links liegen lassen.
- Vielleicht haben Sie in der Vorstellungsrunde ein Versprechen gegeben (»Ja, das machen wir gleich zu Anfang.«) und dann die Einlösung vergessen.
- Vielleicht haben Sie Fragen mehrfach unbefriedigend beantwortet, weil sie beide eine »andere Sprache sprechen«. Sie sind genervt, weil der Teilnehmer scheinbar immer das Gleiche fragt. Der Teilnehmer ist genervt, weil er nie eine zufrieden stellende Antwort bekommt.
- Vielleicht haben Sie die Geduld verloren und dem Teilnehmer mehrfach in die Tastatur gefasst oder seine Maus übernommen, anstatt ihn mit Worten anzuleiten, aus seinem Irrweg selber raus zu finden.
- Vielleicht sind Sie mit Feedback falsch umgegangen und der Teilnehmer hat Ihre Rechtfertigung als Gegenangriff verstanden.

Unter den vielen möglichen Fehlern, die zu »schwierigen Teilnehmern« führen können (nicht müssen), gibt es einen Kardinalfehler. Dieser besteht in dem Verstoß gegen das »Hauptparadigma des Lehrens«.

7.1 Das Hauptparadigma des Lehrens: Halte sie für fähig!

Der Gedanke ist eigentlich trivial. Wenn Sie nicht davon überzeugt sind, dass Ihr Gegenüber imstande ist, etwas zu lernen, brauchen Sie gar nicht erst anzufangen, ihm etwas zu erklären.

Wichtig

Halte sie für fähig!

Halte sie für fähig, etwas zu lernen. Halte sie für fähig, sich zu verändern.

Leider machen die Redeweise vom DAU, dem Dümmsten anzunehmenden User, und ähnliche Sprüche deutlich, dass manche Trainer nicht mit dieser Grundeinstellung auf ihre Teilnehmer zugehen. Kein Wunder, dass diese dann »schwierig« werden.

Die vorweg und ohne Kenntnisse über die Teilnehmer gefasste Annahme »Ich halte sie für fähig.« ist übrigens das notwendige Gegenstück zu der in Kapitel 2 beschriebenen Annahme der Teilnehmer, »Der Trainer kann was. Der wird mir was beibringen können.«. Auch diese Qualitätsvermutung ist vorweg gefasst, ohne dass die Teilnehmer schon den Trainer kennen. Beides sind positive Vorurteile. Und sie sind beide notwendig, damit das Training funktioniert.

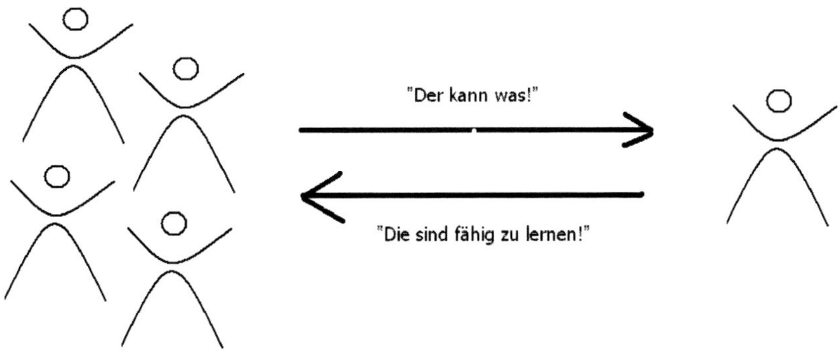

Abbildung 7.1: Notwendige Grundannahmen für jede Schulung

Wenn diese wechselseitige Anerkennung und der Respekt füreinander im Laufe der Schulung eine reale Grundlage erhalten, weil der Trainer durch sein Vermittlungsinteresse Nutzen herstellt, entstehen Gefühle wie Dankbarkeit und Freundschaft oder im allgemeinsten Sinne des Wortes Liebe.[1]

1. Diese Anerkennung ist für viele Trainer die eigentliche Belohnung für ihre Arbeit.

7.2 Teilnehmertypen erkennen

Wenn ich oben schreibe, dass verschiedene Teilnehmertypen oder -charaktere eigentlich keine Rolle für das Gelingen einer Schulung spielen, so ist es doch für Sie nützlich, wenn Sie die Teilnehmer in ihren Eigenarten gut wahrnehmen.

7.2.1 Lerntypen

Dass Menschen unterschiedliche Sinnespräferenzen haben, ist vielleicht keine Neuigkeit für Sie. Der eine lernt Vokabeln am besten, wenn er sie hört, der nächste, wenn er sie liest, der dritte, wenn er sich die Dinge, die sie bedeuten, bildhaft vorstellt oder sogar aufmalt usw.

Hier sind zwei kleine Vorschläge, wie Sie diese Unterschiede selbst mal praktisch erleben können. Vielleicht treffen Sie sich dazu mit einer Gruppe von anderen Trainern und führen einmal diese beiden Experimente durch. Sie können es auch in einem größeren Freundes- oder Familienkreis ausprobieren.

Lerntypentest 1

1. Gestalten Sie ein Blatt mit 20 Begriffen nach dem Vorbild unten.
2. Kopieren Sie das Blatt entsprechend der Zahl der Anwesenden.
3. Knicken Sie die linke Spalte mit den Begriffen nach hinten weg, sodass sie nicht zu lesen sind.
4. Teilen Sie die Kopien aus. Bitten Sie die Anwesenden nicht zu schummeln.
5. Lesen Sie jetzt die Begriffe langsam im zeitlichen Abstand von ca. 5 Sekunden vor.
6. Die Zuhörer sollen bei sich selbst wahrnehmen, welche Sinnesassoziation sie zuerst haben, wenn sie den Begriff hören.

   Sehen sie bei dem Wort Strand zuerst den weißen Sand und das Dünengras? Oder *hören* sie das Rauschen der Brandung? Oder *spüren* sie Hitze an ihren Fußsohlen? Oder *riechen* sie den Seetang? Oder *schmecken* sie die *salzige* Meeresluft?

   In dem entsprechenden Kästchen sollen sie ein Kreuz machen.

7. Zum Schluss werden die Kreuze in jeder Spalte gezählt.

Das eigentlich Spannende an diesem Experiment sind nicht die Ergebnisse jedes Einzelnen, sondern der Vergleich. Stellen Sie fest, wie vielfältig und unterschiedlich die Sinnesassoziationen sind.

	Ich sehe	**Ich höre**	**Ich spüre**	**Ich rieche**	**Ich schmecke**
Strand					
Tabak					
Tobende Hunde					
Rosen					
Hubschrauber					
...					
...					

Lerntypentest 2

Eine andere Variante geht so:

1. Bitten Sie die Testteilnehmer, sich einen Stift und fünf Blätter zu nehmen.
2. Lesen Sie zwölf vorbereitete Begriffe langsam im Abstand von ca. 3 Sekunden vor.
3. Bitten Sie jetzt die Testteilnehmer, so viele Begriffe wie ihnen einfallen, auf Blatt 1 zu schreiben.
4. Halten Sie jetzt nacheinander stumm und wieder im Abstand von ca. 3 Sekunden zwölf Karten mit verschiedenen Begriffen hoch. (Oder zeigen Sie die Begriffe als PowerPoint-Folien, falls Sie in einem Schulungsraum sind.)
5. Bitten Sie wieder die Testteilnehmer, so viele Begriffe wie ihnen einfallen, auf Blatt 2 zu schreiben.
6. Diktieren Sie jetzt zwölf Begriffe. Die Teilnehmer sollen auf Blatt 3 mitschreiben und dann das Blatt mit Schrift nach unten weglegen.

7. Jetzt sollen sie wieder auf Blatt 4 so viele Begriffe aufschreiben, wie ihnen noch einfallen.
8. Schließlich halten Sie nacheinander stumm zwölf verschiedene Gegenstände hoch.
9. Wieder sollen die Teilnehmer auf Blatt 5 alle Gegenstände aufschreiben, die ihnen noch einfallen.
10. Zum Schluss wird wieder alles gezählt. Jeder kann feststellen, in welchem Bereich seine Behaltensrate am größten war. Im Bereich Hören (Blatt 1), Lesen (Blatt 2), Schreiben (Blatt 4), Sehen (Blatt 5).

... und die praktische Konsequenz daraus

Natürlich ist meine Botschaft an Sie jetzt nicht: Analysieren Sie sorgfältig, von welchem Lerntyp Ihre Teilnehmer sind, bevor Sie anfangen, ihnen etwas zu erklären. Das wäre im Rahmen dieser kurzen IT-Trainings unmöglich – und auch unnötig.

Denn meine Botschaft ist vielmehr:

Tipp

Seien Sie sich der Existenz dieser unterschiedlichen Lerntypen bewusst und achten Sie darauf, sie alle durch ein möglichst vielfältiges Angebot an Vermittlungsformen zu bedienen.

Dabei hilft es, wenn Sie wissen, welcher Lerntyp Sie selber sind. Wenn Sie selbst überwiegend durch Lesen lernen, werden Sie – solange sie unreflektiert handeln – Ihren Teilnehmern wahrscheinlich auch immer sehr viel zu lesen geben. Wenn Sie aber wissen, dass Sie so ein Lerntyp sind, dann können Sie gegensteuern und das Lesematerial häufig durch andere Formen ergänzen oder ersetzen.

Um den Nutzen der Empfehlung, möglichst viele Lerntypen zu bedienen, richtig deutlich werden zu lassen, können Sie den Lerntypentest 2 noch um einen fünften Durchgang erweitern:

11. Bereiten Sie wieder zwölf verschiedene Gegenstände vor und bedienen Sie jetzt alle Lerntypen: Halten Sie den Gegenstand

hoch, zeigen Sie zeitgleich seinen Namen auf einer Karte oder in PowerPoint, sprechen Sie den Begriff und lassen Sie die Teilnehmer den Begriff aufschreiben.

An wie viele Begriffe werden sich die Teilnehmer wohl jetzt erinnern?

7.2.2 Die vier Temperamente

Eine andere Möglichkeit, Teilnehmern in Ihrem Wesen entgegenzukommen, bietet sich mit der schon von den Griechen erfundenen Unterscheidung in die vier Temperamente.

Am anschaulichsten beschreibt dieses kleine Gedicht von H. Peitmann die Unterschiede:

Leicht springt über den Stein
der Sanguiniker keck und mit Anmut.
Stolpert er dennoch darob,
macht er sich wenig daraus.

Grimmig beiseit'
stößt ihn des Cholerikers kräftiger Fußtritt
und sein funkelndes Auge
freut sich des schönen Erfolgs.

Kommt das Phlegma an,
hemmt es bedächtig die Schritte:
»Geht er mir nicht aus dem Weg,
gehe ich eben herum.«

Still stehend beim Stein
der Melancholiker sinnet
unzufriedenen Gesichts
über sein ewiges Pech.

In den allgemeinen Sprachgebrauch haben sich diese Typisierungen längst eingebürgert. Leider gelten manche fast als Schimpfwort. Zu unrecht, wie ich finde. Und so sind sie hier auch auf keinen Fall gemeint!

Wenn ich Ihnen nahe lege, beispielsweise einen Choleriker als solchen zu erkennen, dann nicht, weil ich Ihnen sagen will: Seien Sie auf der Hut, der fährt schnell aus der Haut. Nein. Mein Hinweis ist: Ein Choleriker ist ein Mann der Tat. Der will nicht lange fackeln. Der will etwas tun. Halten Sie ihn nicht mit langen Vorreden und theoretischen Erklärungen auf. Geben Sie ihm was zu arbeiten.

Dagegen brauchen Sie einem Phlegmatiker nicht noch schnell eine Zwischenaufgabe zu geben, falls er mal 5 Minuten früher fertig ist als die anderen. Lassen Sie ihn die Pause genießen.

Verschwenden Sie nicht Ihre Energie darauf, einen Melancholiker ständig mit kleinen Muntermacher-Sprüchen wie »Sehen Sie, ist doch gar nicht so schwer.« aufzuheitern. Das bringt Ihnen eher schlechte Bewertungen, denn Ihr fühlt sich nicht ernst genommen.

Und Sanguiniker? Ja, Sanguiniker sind wahrscheinlich Ihre Lieblingsteilnehmer. Immer voll dabei, neugierig, experimentierfreudig, keine Angst, Fehler zu machen. So wünscht man sich sein Publikum. Meine Warnung hier: Schulen Sie nicht nur für diese Teilnehmergruppe! Das wäre sonst eine weitere Variante, wie Sie sich »schwierige Teilnehmer« schaffen, nämlich unter dem Rest.

7.3 Gibt es zu große Gruppen?

Genauso wenig wie ich der Ansicht bin, das die »Qualität« der Teilnehmer einen Einfluss auf den Erfolg einer Schulung haben sollte, glaube ich, dass die Quantität eine Rolle spielt.

Unter Trainern gibt es ja immer mal wieder das Gestöhne über zu große Gruppen. Manchmal hört man diese Klage auch von Teilnehmern.

Wer sich über zu große Gruppen beschwert, unterliegt einer grundsätzlichen Verwechslung. Er hält eine Gruppenschulung im Prinzip für das Gleiche wie eine Einzelschulung – bloß eben mit *n* Teilnehmern. Wenn man so denkt, kommt man schnell auf das Defizitäre an Gruppenschulungen. Dreisatz: Bei einer Einzelschulung hat der Teilnehmer 100 % der Aufmerksamkeit des Trainers, bei einer Gruppenschulung mit *n* Teilnehmer hat 1 Teilnehmer ...

Aber so ist es ja nicht. Eine Gruppenschulung ist eben keine Einzelschulung mit *n* Teilnehmern. Das kann man schon am Preis sehen. Eine Einzelschulung kostet halt das vierfache einer Gruppenschulung.

Trainer, die über zu große Gruppen jammern oder von vornherein solche Aufträge ablehnen, machen genau diesen Gedankenfehler. Sie versuchen den Irrwitz einer Einzelschulung mit n Teilnehmer. Sie haben meistens kein Führungskonzept, kein durchgängiges Szenario, lassen sich die nächsten Schritte von den lautesten Teilnehmern vorgeben, hetzen von Platz zu Platz und lösen jedes Problem im Einzelgespräche, sind am Abend fix und alle – und bekommen doch nur mittelmäßige Bewertungen.

Richtig ist, die Gruppe als Gruppe zu behandeln und die in diesem Buch beschriebenen Methoden einzusetzen: die Modultechnik, klare Anweisungen im Imperativ, geführte Übung im Chor, bei den Übungen steht der Trainer hinten, Fehler einzelner Teilnehmer werden veröffentlicht, mit der ganzen Gruppe nachgemacht und gemeinsam gelöst usw.

Von der in diesem Buch beschriebenen Methodik her kann ich keine Grenzen für die Gruppengröße erkennen. Natürlich gibt es organisatorische Grenzen. Wenn der 30. Teilnehmer so weit hinten sitzt, dass er nicht erkennen kann, was auf der Leinwand steht, ist die Grenze überschritten.

Andererseits – mit dem richtigen Equipment (Kinoleinwand, PA-System, Whiteboard-Projektor) kann ich mir durchaus vorstellen beispielsweise die Excel-Einführung, die im Kapitel »Praxisbeispiele« beschrieben ist, vor 500 Teilnehmern zu halten. Mit dem gleichen Erfolg, als hätte ich Sie vor fünf Teilnehmern gehalten.[2]

2. Vielleicht findet sich ja mal ein Sponsor für so ein Experiment ...

8

Skills für Online-Trainer

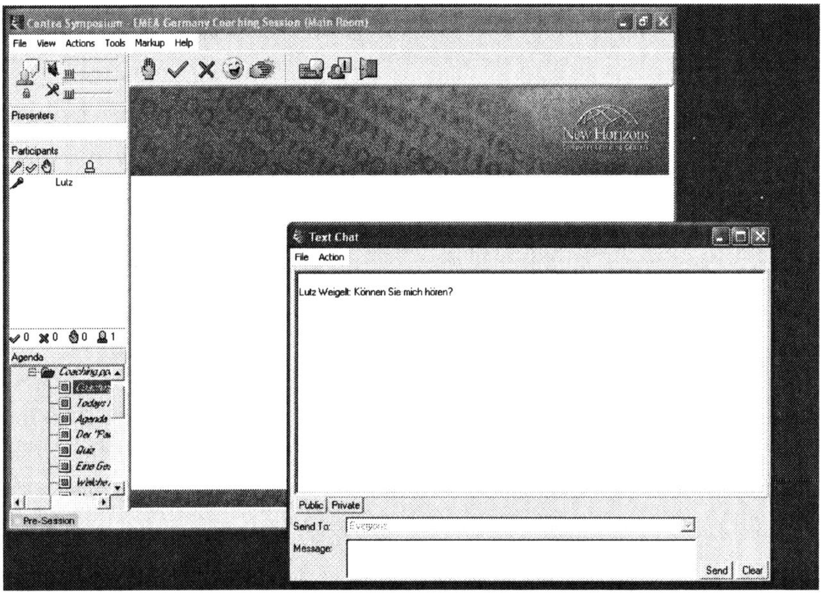

Abbildung 8.1: Can you hear me, Major Tom?

Online-Training. Unterricht im virtuellen Klassenraum. Was ändert sich methodisch, wenn Sie den Rubikon[1] überqueren?

1. Cäsar zu Online-Training: »Wenn ich diesen Fluss nicht überquere, bin ich in Schwierigkeiten. Wenn ich es tue, sind alle in Schwierigkeiten. Lasst uns gehen!«

Oder sollte man besser fragen, was ändert sich nicht?

Was ist beispielsweise mit dem Satz von Lorenz »Gesagt ist noch nicht gehört.«? Man könnte fast meinen, er hätte den Satz extra für Online-Training geschrieben.

Live aus der Chat-Box im virtuellen Klassenzimmer:

Teilnehmer 1: Ich hör ich nichts.

Trainer: Hören mich alle?

Teilnehmer 2: Alles supi!

Teilnehmer 3: Klar und deutlich.

Trainer: Bitte mal alle das grüne Häkchen drücken, die mich hören.

[Außer bei Teilnehmer1 gehen alle grünen Häkchen an.]

Trainer: Teilnehmer1, sind Ihre Lautsprecher eingeschaltet?

Teilnehmer 1: Ja.

Trainer: Drehen Sie mal an dem Lautstärkeregler.

[Das grüne Häkchen bei Teilnehmer 1 geht an.]

Das ist Online-Training. Noch Fragen zur Methodik?

Die schlechte Nachricht

Online-Training verschärft alle Hürden, Probleme, Schwierigkeiten, die Ihnen als Trainer das Leben schwer machen, noch mal um einiges.

Die gute Nachricht

Wenn Sie ein guter Klassenraumtrainer sind – und damit meine ich natürlich, dass sie die Prinzipien dieses Buchs verstanden haben und sorgfältig anwenden -, dann sind Sie bestens ausgerüstet, auch ein hervorragender Online-Trainer zu werden.

Aber machen Sie sich klar:

Wichtig

Beim Online-Training steigen die methodischen Anforderungen an den Trainer deutlich!

8.1 Alles verschärft ...

Gehen wir einige methodische Hinweise zum Klassenraum durch und prüfen wir, welche Relevanz sie im Online-Training haben.

Das wichtigste am Training ist der Trainer

Hat sich daran etwas geändert?

Ihr Mission-Statement? Ist immer noch das gleiche.

Ihr Vermittlungsinteresse? Lässt sich durch so ein blödes Kabel zwischen Ihnen und den Teilnehmer hoffentlich nicht ausbremsen.

Die fünf Kompetenzen? Haben Sie nach wie vor.

Die Beziehungskiste

Ihren ideosynkratischen Kredit werden Sie natürlich auch in einem Online-Training sorgfältig hüten und pflegen und sich Bemerkungen verkneifen wie »In der letzten Session ist mir das mehrmals abgestürzt.«

Sie werden den Teilnehmern zu Beginn nicht den Stuhl erklären.[2] Dafür aber – und das sehr ausführlich – die Lernumgebung, den virtuellen Klassenraum.

Natürlich müssen Sie eine Vorstellungsrunde machen. Gerade weil die Technik anonymisiert, müssen Sie kompensierend dagegen arbeiten.

Ähnliches gilt für die technisch mögliche Pseudonymisierung. Ein Avatar kann man bei Online-Spielen gerne benutzen, aber in einer

2. vgl. 1.1.4

professionellen Weiterbildungsveranstaltung für Erwachsene hat das nichts zu suchen.

Der Punkt »Namenskärtchen ausfüllen« heißt in einem Online-Klassenraum also, dass Sie Ihre Teilnehmer dazu anhalten, ihre wirklichen Namen auch als Login-Namen zu verwenden. Wenn sich ein Teilnehmer beispielsweise als »Mercury17« angemeldet hat, bitten Sie ihn in einem privaten Dialog über die Chatbox, sich zur nächsten Unterrichtsstunde mit seinem richtigen Vor- und Nachnamen anzumelden.

Handwerkliche Grundfähigkeiten

Richtig stehen? Na, gut. Das ist vielleicht nicht so wichtig. Aber, was halten Sie von

Richtig sitzen

Sie können sicher sein, dass Ihre Online-Teilnehmer hören und spüren, wie Sie vor Ihrem Rechner sitzen, auch wenn 900 km zwischen Ihnen liegen. Wenn Sie wollen, dass Ihre Teilnehmer wach und aufmerksam bei der Sache sind, dann setzen sie sich aufrecht und mit Körperspannung vor Ihren Rechner. Wenn Sie alert sind, überträgt sich das auf die Teilnehmer. Wenn Sie wie auf einer Camping-Liege vor dem Rechner hängen, auch.

Richtig schreiben

Schriftgrößen, Lesbarkeit, Rot als Signalfarbe, max. sieben Punkte pro Folie – alle diese Aspekte gelten weiter.

Es kommt unter dieser Überschrift aber ein völlig neuer Aspekt hinzu. Beim Online-Training werden Sie einen wesentlichen Anteil Ihrer Kommunikation mit den Teilnehmern über die Tastatur abwickeln. Die Konsequenz:

Wichtig

Lernen Sie Blind- und 10-Finger-Tippen!

Wenn als Online-Trainer nicht flott und ohne auf die Tastatur zu schauen tippen können, dann sind sie in Ihren Kommunikationsmöglichkeiten stark eingeschränkt. Sie behindern Ihr Vermittlungsinteresse.

Richtig sprechen

Diese Fähigkeit gewinnt extrem an Bedeutung. Beim Online-Training fehlt Ihrer Sprache die Unterstützung der Gestik und Mimik. Nuscheleien, die eigentlich unverständlich sind, im Klassenraum aber durch den Kontext oder durch Ihren Gesichtsausdruck oder durch unbewusstes Lippenlesen von den Teilnehmer dennoch erraten werden und so nicht weiter auffallen, solche unverständlichen Nuscheleien bleiben online unverständliche Nuscheleien. Deshalb:

Wichtig

Für einen Online-Trainer ist eine gute Ausbildung in Sprechtechnik und tägliches Üben eine Grundbedingung!

Richtig zuhören

Wieder eine Aufgabenstellung, die im Prinzip wie im Klassenraum zu behandeln ist, nur mit noch größerer Sorgfalt und Präzision.

In Online-Klassenräumen stellen Teilnehmer den größten Teil ihrer Fragen über die Chatbox. Dort herrscht ständig Lärm, ein reges Geschnatter. Die erste Schwierigkeit besteht also darin, die Frage überhaupt wahrzunehmen. In der Regel präsentieren Sie ja gerade. In einem gut besuchten Online-Seminar ist es praktisch unmöglich, gleichzeitig vorzutragen und die Chatbox wahrzunehmen.

Hochwertige Online-Trainings sind deshalb immer mit zwei Trainern besetzt. Während einer gerade den Vortrag hält, beobachtet ein anderer die Chatbox. Fragen und Kommentare kopiert er heraus, fasst sie zusammen und überlegt sich mögliche Antworten. An passender Stelle unterbricht der erste Trainer dann seinen Vortrag und beantwortet die Fragen selbst oder überlässt das seinem Co-Trainer.

Egal, ob Sie den Luxus eines Co-Trainers haben oder allein sind. Wenn Sie eine Frage wahrgenommen haben und beantworten wollen, müssen Sie – wie im Klassenraum auch – erst einmal den Rest der Teilnehmer auf diese Frage aufmerksam machen. Nicht jeder Teilnehmer beobachtet die Chatbox.

Dann müssen Sie – auch wieder wie im Klassenraum – sicherstellen, dass Sie die Frage richtig verstehen. Das ist hier besonders signifikant, weil die Teilnehmer ja durch den Verzicht auf Sprechen und die Reduktion auf Tippen in ihrer Ausdrucksfähigkeit stark eingeschränkt sind. Wiederholen Sie über das Mikro die Frage in eigenen Worten so, wie sie sie verstehen, und lassen Sie sich von dem Fragenden über die Chatbox oder über eine Schaltfläche in der Lernumgebung (das grüne Häkchen) das OK geben.

Aufmerksamkeit durch Abwechslung

Beim Online-Training wird vieles, was im Klassenraum Aufmerksamkeit erzeugt, durch die Technik verunmöglicht. Sie können nicht mehr den Beamer ein- und ausschalten, Sie können nicht mehr laut und demonstrativ das Flipchart umschlagen, Sie können nicht mal vorne, mal hinten im Klassenraum stehen.

Sie müssen deshalb extrem darum bemüht sein, durch die Möglichkeiten, die Ihnen die Technik gibt, Abwechselung zu schaffen:

- Stellen Sie immer wieder Umfragen an die Teilnehmer, die sie durch Klicken auf die entsprechenden Schaltflächen beantworten müssen.
- Bauen Sie viele Quiz ein.
- Übergeben Sie das Mikro, so oft es Sinn macht, einem der Teilnehmer.
- Übergeben Sie die Zeige- und Zeichenwerkzeuge, so oft es Sinn macht, einem Teilnehmer.
- Nutzen Sie E-Mail extensiv als zusätzliches Medium. Email ist heutzutage praktisch überall »instant«. Benutzen Sie das in Analogie zum Klassenraum zum Austeilen von Handouts oder Übungsaufgaben.

- Lassen Sie die Teilnehmer Aufgaben außerhalb der Lernumgebung lösen. Schicken Sie dazu sozusagen aus dem virtuellen Klassenraum: »Gestalten Sie bitte eine Tortengrafik, die den Anteil der Produktgruppen am Gesamtumsatz deutlich macht und mailen Sie mir das Ergebnis zu. Wir treffen uns in 10 Minuten im Klassenraum wieder.«
- Verzichten Sie auf so genannte Websafaris, bei denen der Trainer den Teilnehmern innerhalb der Lernumgebung bestimmte Webseiten zeigt. Geben Sie auch das lieber als Rechercheaufgabe an die Klasse.

Modultechnik

Auch gilt: Die Grundsätze bleiben die gleichen, Sie müssen nur noch präziser und sorgfältiger arbeiten. »Die Zeit ist ein Raum«, heißt es oben. Beim Online-Training ist der Raum sehr, sehr klein. Deshalb gilt:

- Die Module müssen noch kleiner und kompakter sein als beim Klassenraumtraining.
- Sie müssen absolut diszipliniert bei dem Thema eines Moduls bleiben. Für Abschweifungen, Exkurse, Storys die nicht zur Sache gehören, bestrafen Sie die Teilnehmer, in dem sie sich ausklinken – ohne dass Sie es merken!
- Die 3 T müssen viel deutlicher herausgearbeitet werden. Der blaue Fortschrittsbalken – wo sind wir gerade, was haben wir schon geschafft, was haben wir noch vor uns – muss viel häufiger gezeigt werden.
- Vor allem eine 1-Satz-Version zu haben, ist beim Online-Training von besonderem Vorteil, damit Sie etwas abseits liegende Fragen schnell beantworten können, ohne Zeit zu verlieren.

8.2 ... aber auch Vorteile

Es gibt aber auch echte Vorteile beim Online-Training, die Ihnen das Trainerleben leichter machen. Hier sind ein paar:

- Noch nicht ganz so perfekt im Stoff? Sie können sämtliche Unterlagen und Standardwerke um sich herum aufbauen und die wichtigsten FAQ-Seiten im Web schon mal aufschlagen. Niemand sieht, dass Sie irgendwo nachschauen, wenn eine knifflige Frage kommt.

- Lampenfieber? Fast null.
- Sauklaue? Sieht keiner mehr. (Dafür müssen Sie tippen können!)
- Outfit? Wahlfrei. Sie können ungekämmt und unrasiert den Vorstandssprecher der Deutschen Bank schulen. Kein Problem.

Fazit

Onlinet-Taining ist nicht die beste aller Lieferformen für Ausbildung. Die Technik macht es schwerer, die in dem Satz von Lorenz beschriebenen Übergänge möglichst effektiv zu gestalten. Wenn Sie sich aber klar machen, wo die Schwierigkeiten liegen und an ihren methodischen Grundsätzen festhalten, werden Ihnen auch Online-Trainings so gut gelingen wie Klassenraumtrainings.

9

Praxisbeispiele

Hier sind zwei Beispiele für effizienten und wirksamen Schulungsaufbau. Sie entsprechen den im Kapitel 4 gegebenen Ratschlägen:

- Es wird an einem durchgängigen Szenario gearbeitet.
- Es wird nur das geschult, was zur Lösung der Aufgabe notwendig ist.
- Neue Funktionen werden aus einem vom Trainer provozierten Mangel heraus eingeführt.
- Die Teilnehmer erzielen schnell Erfolg.

9.1 Word-Einführung – Textverarbeitung in 90 Minuten lernen

Wenn man methodisch wenig versierte Trainer fragt, wie lange es dauert, einer Anfängergruppe beizubringen, wie man Word startet, wie man Text eingibt, Text korrigiert, Zeichen und Absätze formatiert, Seitenränder festgelegt und schließlich den Text druckt und anschließend speichert, erhält man oft Schätzungen von bis zu einem Tag.

Tatsächlich geht es locker in 90 Minuten

Das überrascht diejenigen, die bei der Aufzählung oben an die ganzen Möglichkeiten denken, die die Software bietet. Was kann man beim Thema Zeichenformatierung nicht alles schulen? Aber dieser Ansatz ist grundlegend falsch, wie es mehrfach in diesem Buch schon verdeutlichte wurde. Es geht eben in einer Word-Einführung nicht darum, diverse Word-Funktionen zu schulen, sondern das effiziente Schreiben von Briefen beizubringen.

Hier ist der Modulplan:

1. Word starten.
2. Texteingabe üben.

   Dies ist ein einfacher Satz zum Üben der Texteingabe.
3. Cursor mit der Maus und den Pfeiltasten bewegen.
4. Text korrigieren.

   Mit `Entf` und `Rückschritttaste` »*Texteingabe*« zu »*Textkorrektur*« verbessern und wieder zurück.

   Unterschied von `Entf` und `Rückschritttaste` am Flipchart festhalten.
5. Text markieren.

   Verschiedene Übungen. Z.B. »*einfacher*« markieren und durch »*kurzer*« ersetzen.
6. Vorteil des Automatischen Zeilenumbruchs deutlich machen.

   Satz durch weitere Adjektive so weit verlängern, dass er umbrochen wird:

   Dies ist ein einfacher, gar nicht so kurzer, nicht besonders aussagekräftiger Satz zum Üben der Texteingabe.

   Satz darunter noch einmal genauso abschreiben lassen, aber am Zeilenende absichtlich den Fehler machen und `Enter` drücken.

   Adjektive in beiden Sätzen wieder löschen und die Unterschiede wahrnehmen. Der zweite Satz bleibt zweizeilig.
7. Datei neu.

   Zeigen, dass der erste Text nicht »weg« ist. Zwischen beiden Fenstern wechseln lernen.
8. Brief beginnen.

   Einladung zu einer Hausmesse. Gewünschtes Ergebnis = fertigen Brief einmal vorne am Beamer zeigen. Beamer danach wieder blank schalten. Text diktieren.

Sehr geehrte Damen und Herren,
auch in diesem Jahr möchten wir Sie kurz vor der Industrieausstellung zu einer exklusiven Hausmesse in unseren Geschäftsräumen einladen. Lernen Sie die neuen Produkte unserer Lieferanten stressfrei kennen. Sprechen Sie ausführlich und ohne Messerummel mit den Entwicklern.

Wir würden uns freuen, Sie am Dienstag, 19.10. in der Zeit von 9:00 bis 17:00 Uhr bei uns begrüßen zu dürfen.

Mit freundlichen Grüßen

9. Hervorhebungen im Text (Zeichenformatierung)[1]

   Sehr geehrte Damen und Herren, fett.

   Mit freundlichen Grüßen, fett.

10. Absatzformatierung

    Datum und Uhrzeit der Veranstaltung in zwei extra Zeilen setzen und zentrieren.

11. Provozierte Schwierigkeit: Text vor der ersten Zeile hinzufügen
12. Provozierte Schwierigkeit: Neuer Text ist fett.
13. Anschrift schreiben
14. Ort und Datum rechtsbündig
15. Betreff schreiben (wieder linksbündig)
16. Unten Absender und Funktion schreiben (wieder gleiche Schwierigkeit wie 12)
17. Gesamten Brieftext zwischen *Sehr geehrte ...* und *Mit freundlichen ...* 1,5-zeilig setzen.
18. Seitenansicht
19. Oberen Rand auf ca. 5,5 cm schieben
20. Drucken
21. Datei Speichern mit den Untermodulen ...
22. ... warum muss man speichern?

---

1. Dieses Moduls ist ausführlich in Kapitel 4 beim Thema Modultechnik beschrieben.

23. ... was ist ein Ordner?

24. ... Empfehlungen für sinnvolle Dateinamen.

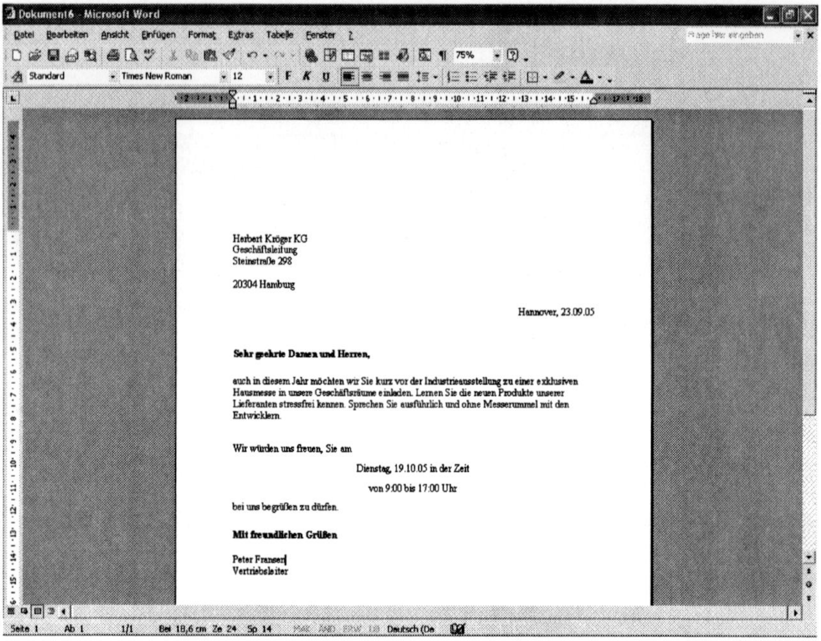

Abbildung 9.1: Die Basics der Textverarbeitung in 85 Minuten gelernt

Jetzt ist es 10:25 und Sie können durch Flichartanschrieb unterstützt feststellen:

»Das wesentliche Ziel dieser Einführung ist schon erreicht. Sie wissen jetzt, wie Textverarbeitung geht. Sie können

- Text eingeben,
- Tippfehler korrigieren oder Formulierungen austauschen,
- Hervorhebungen machen,
- Absätze positionieren,
- den gesamten Text auf der Seite richtig platzieren,
- den Text drucken
- und als Datei speichern.

Super! Das Wesentliche ist schon erreicht. Jetzt haben wir Dreiviertel des Tages Zeit für weitere Verbesserungen und Bequemlichkeiten.«

9.2 Excel EF – Aus dem Mangel entsteht der Fortschritt

Hier ein Beispiel für eine Einführung in Excel. Es werden immer wieder absichtlich »Fehler« provoziert, die dann durch die Einführung einer neuen Funktion aufgelöst werden.

Bevor diese Modulkette anfängt, wurden schon das Bewegen im Arbeitsblatt geübt sowie die Begriffe Zeile, Spalte, Zelle, Zelladresse und Zellinhalt erklärt.

Das Szenario ist das Erstellen einer Preisliste für einen Drogeriemarkt.

Der folgende Text wird natürlich nicht als Monolog gehalten. Der Trainer arbeitet mit der Gruppe. Die Fragen sind nicht rhetorisch, sondern sollen von der Gruppe beantwortet werden.

Der Trainer steht hinten. (Siehe »Richtig Stehen«) Der Beamer ist aus.

Der Modulplan[2]:

1. Geben Sie in A1 »Seife« ein. In B1 »1,25«. Vergleichen Sie die beiden Einträge. Sehen Sie einen Unterschied? Einer ist linksbündig, einer rechtsbündig, in der Eingabezeile steht aber beides linksbündig. Es gibt also einen Unterschied zwischen dem Zellinhalt und seiner Darstellung im Arbeitsblatt. Außerdem ist bemerkenswert, dass wir Excel nicht gesagt haben, dass Beschriftung linksbündig und Zahlen rechtsbündig sein sollen. Excel scheint das also selbst zu merken.
2. Geben Sie in A2 »Papiertaschentücher« ein. Was passiert? Der Text ist zu lang. Passt nicht ganz in A2 rein. Ist das ein Problem?

---

2. Am besten Sie öffnen jetzt Excel und vollziehen die Eingaben beim Lesen gleich alle nach.

Nein. Es wird einfach die Nachbarzelle B2 mitbenutzt. Aber nur in der Darstellung! Der Zellinhalt bleibt ganz in A2.

3. Geben Sie in B2 »3,54« ein. Was passiert? Jetzt wird »Papiertaschentücher« abgeschnitten. Jetzt ist die Nachbarzelle besetzt und kann nicht mehr mitbenutzt werden. Was müssen wir tun? Die Spalte verbreitern.
4. Optimale Spaltenbreite durch Doppelklick auf den Spaltentrenner.
5. Geben Sie in A3 »4711« ein. Was passiert? Der Text steht rechtsbündig. Warum? Excel denkt, es ist eine Zahl. Um Excel zu sagen, dass die folgenden Ziffern Beschriftung sein sollen, beginnen Sie die Eingabe mit einem Apostroph. Geben Sie in A3 »‘4711« ein. Geben Sie in B3 »12,34« ein.
6. Geben Sie in A4 »Zahnpasta« und in B4 »1,30«. Was passiert? In der Zelle steht nur »1,3«. Was ist los? Haben Sie die 0 vergessen? Versuchen Sie es noch mal. Die Null fehlt immer noch. Versuchen Sie mal den alten Schreibmaschinentrick und nehmen Sie ein o statt der 0. Was passiert? Hilft auch nicht. Jetzt wird die Eingabe wieder als Beschriftung interpretiert. Lösung: Die Schaltfläche »Dezimalstellen hinzufügen«. Bemerken Sie, dass auch hier wieder ein Unterschied zwischen Zellinhalt und Darstellung entsteht.
7. Erfassen von zehn weiteren Artikeln. Die Teilnehmer diktieren reihum ein Produkt und einen Preis.
8. Jetzt wollen wir die Preisliste mal mit Überschriften versehen. Schreiben Sie über die A-Spalte »Artikel« und über die B-Spalte »Preis«. Geht nicht? Stimmt. Wir müssen also eine Zeile einfügen.
9. Zeile einfügen und Überschriften hinzufügen.
10. Außerdem soll noch »Preisliste« drüber stehen Wiederholung Zeile einfügen und Überschrift drüber schreiben.
11. Verschiede Formatierungsübungen. »Preisliste« in 16 pt. »Artikel« und »Preis« fett. Zeilenhöhe von Zeile 2 erhöhen, um zwischen Liste und Überschrift etwas Abstand zu haben.

12. Bei den bisherigen Preisangaben handelt es sich um Netto-Preise. Wir erweitern das Szenario dahingehend, dass wir die MwSt und den Bruttopreis für jeden Artikel hinzufügen. Schreiben Sie in B2 »Netto«. Schreiben Sie in C2 »MwSt« und in D2 »Brutto«.
13. Jetzt soll Excel rechnen. Was müssen wir in C3 eingeben? Richtig. »1,25*16%«. Tun Sie das. Was passiert? Die Eingabe wird wieder als Beschriftung ausgewertet. Lösung mit einem Gleichheitszeichen beginnen. Vergleichen Sie wieder Zellinhalt und Darstellung. In der Eingabezeile steht der Rechenauftrag, im Arbeitsblatt sieht man das Ergebnis 0,2.
14. Exkurs am Flipchart: Rechenzeichen in Excel: = + – * / ^
15. Mit dem Ergebnis gibt es wieder das Problem der Nachkommastellen. Es wird diesmal gleich über die ganze Spalte gelöst.
16. Wie ist der Bruttopreis? Richtig! Geben Sie in D3 »=1,25+0,2« ein.
17. Plötzlich tritt ein Ereignis im Szenario ein. Der Nettopreis der Seife verdoppelt sich von 1,25 auf 2,50. Geben Sie das ein. Was passiert? Nichts. Das ist ärgerlich. Brutto kostet die Seife immer noch 1,45. Das kann nicht sein. Wo ist der Fehler? Der Fehler ist, dass wir konkret mit der 1,25 gerechnet haben. Das dürfen wir nicht. Der Preis kann sich ja laufend ändern. Der Trick besteht darin, dass man nicht mit den konkreten Zellinhalten rechnet, sondern mit den Zelladressen. Man sagt zu Excel »Nimm den Inhalt von B3, egal welcher der auch immer sein möge, und ermittle davon 16 %. Die Formel in C3 muss also lauten »=B3*16%«. Geben Sie das ein. Wie muss die Formel in D3 lauten. Richtig! »=b3+c3«. Geben Sie das ein. – Verändern Sie nun den Seifenpreis und sehen Sie, wie Excel jetzt richtig rechnet.
18. Ergebnissicherung am Flipchart:

    Die 1. Hauptregel der Tabellenkalkulation: Rechne in Formeln nie mit konkreten Zahlen, sondern immer nur mit den Zelladressen.
19. ... usw. ...
20.

Das Szenario wird noch lange fortgesetzt. Als nächstes werden daran die Formeleingabe mit der Zeigemethode, das Kopieren von Formeln, relative und absolute Bezüge, die Wenn-Funktion, die Summen-Funktion und diverse Formatierungen gezeigt. Dazu wird die Preisliste »aufgebohrt« zu einem elektronischen Bestellformular. Weiterhin werden ständig Fehler provoziert. Beispielsweise wird eine Formel, die eigentlich einen absoluten Bezug haben müsste, erstmal ohne runterkopiert. Excel-Fehleranzeigen wie »#####« werden absichtlich hervorgerufen usw.

Der Trainer ist die meiste Zeit hinter den Teilnehmern. Er führt die Gruppe durch präzise Anweisungen im Imperativ. Der Beamer ist aus. Alle Teilnehmer haben immer den gleichen Stand, die gleichen Inhalte. Wenn im Laufe des Fortgangs beispielsweise die Bestellsumme ausgerechnet wird, haben alle das gleiche Ergebnis. Die Arbeitsblätter unterscheiden sich allenfalls mal in der Farbgebung.

10

Vorbereitung auf die CTT+ Prüfung

10.1 Don't worry, be happy!

Keine Sorge. Jetzt kommt der leichtere Teil dieses Buchs. Wenn Sie die vorderen Kapitel gut durchgearbeitet und verstanden haben und vielleicht Teile davon schon anwenden, werden Sie mit der Prüfung kein Problem haben.

10.2 Was ist CTT+?

Wenn es um technische Trainings geht, ist in der Regel der Fachmann gefragt. In die neuen Brandschutzeinrichtungen weist der Sicherheitsingenieur vom Werkschutz ein, die TK-Anlage erklärt der Techniker, der sie installiert hat, und für die neue Software zur Verwaltung des Fuhrparks kommt der Programmierer in Person.

Keine Frage, diese Fachleute kennen sich aus – aber können sie ihr Publikum trainieren? Eine Technik gut zu beherrschen, heißt noch lange nicht, ihren Gebrauch auch schulen zu können. Das weiß jeder, der mal versucht hat, ein etwas ausgefalleneres Feature des eigenen Handys jemand anderem beizubringen. Oft wissen Fachleute gar nicht – oder wollen es nicht wissen –, dass das Trainieren ein handfester Beruf ist, der ein eigenes Handwerkszeug hat, bestimmte Kompetenzen voraussetzt und auch seine Berufsgeheimnisse pflegt. Und während Fachleute, die beim Unterrichten scheitern, gerne annehmen, dass ihnen mal wieder DAUs (Dümmste anzunehmende User) gegenüber saßen, kommen Teilnehmer schon eher auf den Trichter, woran es liegt: »Er ist ein genialer Techniker, aber er kann einfach nichts erklären.«

Wer will, kann diesem Scheitern vorbeugen. Eine unabhängige Prüfung der Non-Profit-Organisation CompTIA (Computing Technology Industry Association) und das entsprechende Zertifikat CTT+ bescheinigen Trainingskompetenz. CTT steht für »Certified Technical Trainer«. Das Plus ist das Markenzeichen für die herstellerunabhängigen Zertifikate von CompTIA, die im IT Bereich die proprietären Bescheinigungen von Unternehmen wie Microsoft und Novell ergänzen und zum Teil sogar schon ablösen.

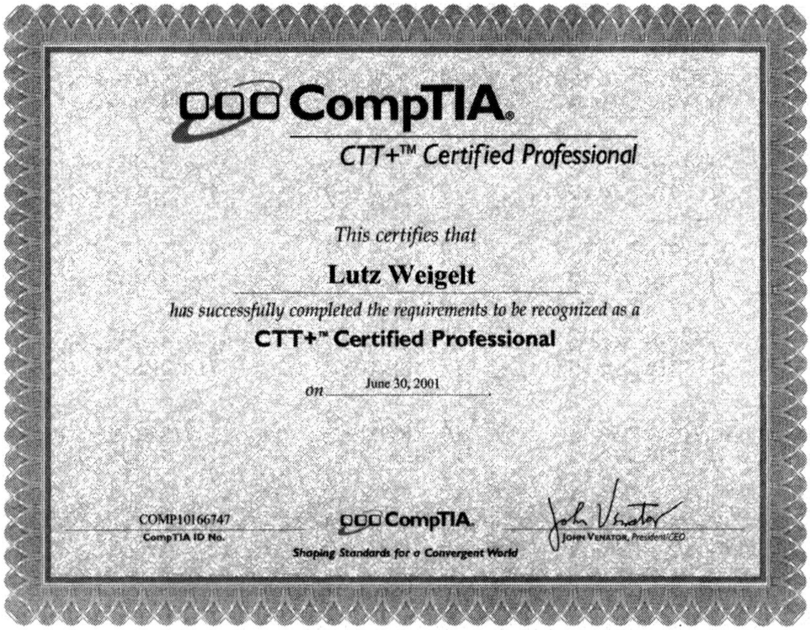

Abbildung 10.1: One of the first CTT+ Certificates issued to a Kraut

Obwohl CompTIA ein Zusammenschluss von Unternehmen der Computer- und Kommunikationsindustrie ist, findet das CTT+-Zertifikat nicht nur in dieser Branche Anerkennung. Auch in der Flugzeug- und Ölindustrie und anderen Branchen lassen sich Trainer mit diesem Stempel ihre methodischen Fähigkeiten bestätigen. An den Beta-Tests für dieses Zertifikat nahmen unter anderem technische Trainer aus dem Gesundheitswesen und der Versicherungswirtschaft teil. Selbst verschiedene internationale Anwaltskanzleien schulen ihre technischen Trainer mit der CTT+-Zertifizierung. Der Mobilfunkanbieter Ericsson definiert CTT+ weltweit als Mindestqualifikation für seine technischen Trainer.

Mit dem CTT+-Zertifikat kommt endlich ein unabhängiger zuverlässiger Qualitätsmaßstab für Vermittlungskompetenz in die Trainingswelt. Nur »Subject Matter Expert« zu sein, reicht eben nicht aus. Wer sich frühzeitig diese Qualifikation holt, hat lange ein Alleinstellungsmerkmal – so lange, bis Kunden und Chefs von Trainingsabteilungen die Zertifizierung – wie bei Ericsson bereits geschehen – als Mindestanforderung voraussetzen.

Weitere Informationen, unter anderem ein ausführliches Handbuch zur Vorbereitung auf die beiden Testteile, findet man auf den CompTIA-Webseiten `www.comptia.de` und `www.comptia.org`.

10.2.1 Über CompTIA

Die Computing Technology Industry Association (CompTIA) ist ein Zusammenschluss von mehr als 10.000 Unternehmen und professionellen Branchenangehörigen der Computer- und Kommunikationsindustrie. CompTIA liefert Technologiestandards in den Bereichen internetfähige Dienstleistungen, e-Commerce, herstellerunabhängige Zertifizierung, Kundenzufriedenheit, Public Policy sowie Ausbildung. Herstellerunabhängige Zertifizierungen von CompTIA können in den Bereichen PC-Anwendung (A+), Networking (Network+), Servertechnologie, Linux, Document Imaging, Internet- und e-Business-Technologie erworben werden.

10.3 So läuft die Prüfung ab

Um die CTT+-Zertifizierung zu erreichen, müssen die Kandidaten einen zweiteiligen Test bestehen.

In einer computer-basierten Prüfung wird zunächst das theoretische Wissen abgefragt. Dieser Teil besteht aus 95 Situations- und Implikationsfragen im Multiple-Choice-Verfahren, die normalerweise in 90 Minuten beantwortet werden müssen. Geprüft werden 14 Bereiche (siehe *Die 14 Prüfungsbereiche*). Man hat bestanden, wenn man 655 von möglichen 1000 Punkten erreicht. Ablegen kann man den elektronischen Test bei einem der vielen autorisierten VUE- oder Prometric-Testcenter, die auch die anderen IT-Tests abnehmen (`www.vue.com/comptia` oder `www.2test.com`). Auch die New Horizons Schulungscenter gehören dazu (`www.newhorizons.de`).

Der Preis beträgt € 229[1] zuzüglich Mehrwertsteuer. Bevor Sie sich anmelden, prüfen Sie, ob ihre Firma nicht vielleicht CompTIA-Mitglied ist, denn dann gibt es Rabatt. Angeboten wird der Test am Rechner zurzeit in englischer und japanischer Sprache. Wer den englischsprachigen Test in Deutschland ablegt, darf sich zum Ausgleich des fremdsprachlichen Handicaps 30 Minuten mehr Zeit lassen, hat also 120 Minuten zum Beantworten der 95 Fragen.

Zusätzlich zu dem Wissenstest müssen die Kandidaten einen »Performance Test«, nämlich eine Lehrprobe, ablegen, um ihre praktischen Fähigkeiten unter Beweis zu stellen. Das geschieht durch Einsenden einer Videoaufnahme einer – nicht gestellten und ungeschnittenen! – Trainingssituation von 20 Minuten Länge. Hier müssen 12 der 14 im Kasten dargestellten Kompetenzen zufrieden stellend vorgeführt werden. (Kompetenzen 2 und 14 fallen raus.) Das Video wird von einem unabhängigen Prüfungskomitee nach festgelegten und veröffentlichten Kriterien mit Noten von 1 bis 4 ausgewertet. 1 heißt »schwerwiegend mangelhaft«, 4 ist »herausragend«. Die Note 1 wird vergeben, wenn die Performance dem gewünschten Verhalten nicht nur nicht entspricht, sondern diesem sogar entgegenwirkt. Wer beispielsweise Fäkalausdrücke benutzt, fällt bei Kompetenz 3 durch – und damit gleich durch den ganzen Test. Denn während beim computer-basierten Teil nur das Gesamtergebnis

1. Bei Fertigstellung dieses Buchs.

zählt, ist man beim Performance-Test durchgefallen, wenn auch nur eine der 12 Kompetenzen schwerwiegend mangelhaft ist.

Empfehlenswert ist es, sich für das Video 20 Minuten aus einer Schulung auszusuchen, die man regelmäßig hält. Diese 20 Minuten sollte man dann noch einmal sorgfältig planen und vorbereiten und dann bei drei oder vier der nächsten Schulungen mitschneiden. Eine Qualitätscheckliste hilft dem Kandidaten zu beurteilen, ob er alle verlangten Kompetenzen vorgeführt hat und wie gut das gelang. Dabei lässt man sich am besten von einem Trainerkollegen unterstützen. Das Gelungenste dieser drei oder vier Videos sendet man dann ein. Natürlich ist das Begutachten der Videos auf Prüferseite auch ein erheblicher Aufwand, sodass auch für den zweiten Teil Prüfungsgebühren in Höhe von € 225 zuzüglich Mehrwertsteuer fällig werden.

Die Erfahrung zeigt, dass die eingesendeten Videos, wenn sie wie beschrieben vorbereitet wurden, in der Regel von höchster Qualität sind. Eine Rückmeldung von dem Prüfungsgremium erhält man nach etwa vier bis sechs Wochen. Das Video bekommt man übrigens nicht zurück. Zur Sicherheit und – warum nicht? – quasi als Trophäe sollte man sich also vor dem Absenden eine Kopie davon ziehen.

10.4 Das muss man wissen und vorführen

Die verlangten Fähigkeiten verteilen sich auf 14 Bereiche (»Domains«) oder Kompetenzen, die für das Gesamtergebnis unterschiedlich gewichtet werden. Hier ist eine Übersicht:

10.4.1 Die 14 Prüfungsbereiche

Die getesteten Kompetenzen		
Kompetenz		**% der Gesamtbewertung**
1	Verständnis des Kursmaterials und der Teilnehmervoraussetzungen	12
2	Vorbereitung des Trainingsraums	5
3	Vertrauen in die Trainerkompetenz herstellen und pflegen	5
4	Gestaltung der Lernumgebung	12
5	Effektive Kommunikationsfähigkeiten	5
6	Effektive Präsentationsfähigkeiten	6
7	Effektive Fragetechniken	7
8	Umgang mit Verständnisfragen und Teilnehmerkritik	7
9	Positive Verstärkung und Motivation	5
10	Beherrschung verschiedener Trainingsmethoden	12
11	Effektiver Einsatz von Medien	5
12	Bewerten der Teilnehmerleistung	7
13	Bewerten der eigenen Leistung	7
14	Professionelles Berichterstatten an den Auftraggeber	5
Gesamt	100	

10.5 Beispielfragen

Hier vier Beispielfragen, die Ihnen einen Eindruck geben, was verlangt wird. Danach folgen die Lösungen mit Erklärung.

Frage 1

Während eines Lehrgesprächs mit der Gruppe fragt ein Teilnehmer, wie der Inhalt, der gerade diskutiert wird, am besten in seiner eigenen Arbeitssituation anzuwenden ist. Mit welcher der folgenden Aktionen reagiert der Trainer am besten auf diese Frage?

a. Er erklärt dem Teilnehmer, wie der Inhalt in einer etwas allgemeineren Situation anzuwenden ist.

b. Er fragt den Teilnehmer, was er selbst meint, wie der Inhalt in seiner Situation anzuwenden wäre.
c. Er bittet die ganze Gruppe zu diskutieren, wie der Inhalt in ihrer jeweiligen Arbeitssituation anzuwenden ist.
d. Er holt zunächst weitere Informationen über die Arbeitssituation des Teilnehmers ein und beantwortet dann die Frage.

Frage 2

Entscheiden Sie bei dieser Frage zunächst, ob die vorgeschlagene Handlung des Trainers es wahrscheinlich oder unwahrscheinlich macht, dass er das genannte Ziel erreicht. Wählen Sie dann die beste Begründung.

ZIEL: Den Teilnehmern die wesentlichen Punkte eines zu Ende gegangenen Lehrgesprächs noch einmal ins Bewusstsein bringen.

HANDLUNG: Der Trainer bittet einen oder mehrere Teilnehmer, das Gespräch zusammenzufassen.

Dass der Trainer dadurch das Ziel erreicht, ist ...

a. WAHRSCHEINLICH, denn dadurch sind die Teilnehmer aktiv an der Zusammenfassung beteiligt.
b. WAHRSCHEINLICH, denn der Trainer vermeidet dadurch, dass die Zusammenfassung durch seine eigenen Ansichten eine falsche Tendenz bekommt.
c. UNWAHRSCHEINLICH, denn die Teilnehmer heben vielleicht weniger wichtige Punkte in ihrer Zusammenfassung hervor.
d. UNWAHRSCHEINLICH, denn dadurch verliert der Trainer die Kontrolle darüber, dass wirklich die wichtigsten Punkte genannt werden.

Frage 3

Welche der folgenden Formen des Blickkontakts sollte ein Trainer einsetzen, um einem Teilnehmer die Befangenheit zu nehmen?

a. Mit jedem Teilnehmer so oft wie möglich Blickkontakt herstellen.

b. Blickkontakt mit den Teilnehmern aufrechterhalten, die am aufmerksamsten zu sein scheinen.

c. Blickkontakt einschränken, um die Teilnehmer nicht einzuschüchtern.

d. Den Blick regelmäßig über die ganze Gruppe wandern lassen, um sicherzustellen, dass alle aufmerksam sind.

Frage 4

Gruppendiskussion festhalten, um im Laufe des weiteren Trainings immer wieder darauf verweisen zu können. Er weiß aber, dass er nicht besonders gut am Flipchart schreiben kann. Wie geht der Trainer am besten mit dem Problem um?

a. Er teilt die Gruppe in Untergruppen auf. Jede Untergruppe soll ihre Ideen selber an einem Flipchart festhalten und dann in der großen Gruppe berichten.

b. Er sucht einen Freiwilligen mit guten Flipchart Skills und bittet ihn, die Ideen der Gruppe während der Diskussion festzuhalten.

c. Er benutzt den verfügbaren Overhead-Projektor und schreibt die Ideen auf eine Folie, die er projiziert.

d. Er stellt den Teilnehmern ein einfaches Formular zur Verfügung, auf dem sie die Ideen der Gruppe während der Diskussion selber notieren können.

10.5.1 Auflösung der Fragen

Frage 1

Die richtige Antwort ist c.

Begründung: c involviert die Teilnehmer, indem es ihnen die Gelegenheit gibt, die Verbindung zwischen dem gelehrten Stoff und seiner Anwendung herzustellen. Das erhöht die Motivation, den Stoff auch wirklich zu lernen. a und d bringen den Trainer in die Rolle des »Anwendungsexperten« – eine gefährliche Position. b ist etwas unverschämt, denn man sollte schon annehmen, dass der Teilnehmer versucht hat, den Stoff auf seine Situation anzuwenden, aber die Verbindung einfach nicht sieht.

Frage 2

Die richtige Antwort ist a.

Begründung: a ist der bessere teilnehmerorientierte Ansatz zu einer Aufgabenstellung, die sonst oft »mal schnell« vom Trainer erledigt wird, »um vorwärts zu kommen.« Außerdem kann der Trainer auf diesem Weg feststellen, ob Lernen stattgefunden hat. b ist falsch, denn ob der Trainer seine Ansichten einbringt oder nicht, ist irrelevant für das Ziel. c und d sind falsch wegen der wenig plausiblen Begründungen. Es ist richtig, dass ein Trainer den Prozess der Zusammenfassung leiten muss. Er sollte sich aber keine Sorgen machen, wenn zu den wichtigen Punkten auch weniger wichtige genannt werden. Und wenn er vorher die Klasse gut geleitet hat, ist nicht zu erwarten, dass er hier die Kontrolle verliert.

Frage 3

Die richtige Antwort ist a.

Begründung: a entspricht den Empfehlungen für Blickkontakt, wie sie auch für ein Zweiergespräch gelten. In westlichen Kulturen gibt der direkte Blickkontakt dem Teilnehmer das Gefühl, dass er ernst genommen wird und in das Gespräch einbezogen ist. b ist falsch, denn es schließt einzelne Teilnehmer aus. c und d sind falsch, denn Einschränken des Blickkontakts oder ungerichtetes Umherblicken kann dem Teilnehmer das Gefühl geben, unwichtig oder von den Geschehnissen abgetrennt zu sein, was beides nicht dazu beiträgt, ihm die Befangenheit zu nehmen.

Frage 4

Die richtige Antwort ist b.

Begründung: b gewährleistet am zuverlässigsten, dass die Ideen im späteren Verlauf der Schulung verfügbar sind. Außerdem öffnet es einen Weg, einen Teilnehmer in die Seminargestaltung mit einzubeziehen, ohne ihm gleich die vielleicht etwas bedrohliche Rolle eines

Diskussionsleiters oder eine ähnliche Aufgabe zu geben. a ist falsch, weil damit mehr Zeit verbraucht wird und nur wenig Führung durch den Trainer möglich ist. c ist falsch, denn es ist später umständlicher, immer wieder einen Overhead-Projektor ein- und auszuschalten, als auf eine Flipchartseite zu verweisen, die ständig an der Wand aushängt. d lässt dem Trainer nichts für die ganze Gruppe Einheitliches, auf das er verweisen kann, denn die Teilnehmer haben alle ihre eigenen, sehr wahrscheinlich unterschiedlichen Listen.

10.6 Videotape Documentation Form

Wenn Sie das Video für den zweiten Teil der Prüfung einsenden, müssen Sie ein Formular (»Form C«) ausfüllen, das die aufgenommene Sequenz und die Rahmenbedingung kurz beschreibt. Es gliedert sich in drei Teile und hat zwölf Fragen.

Wichtig

Die Antworten auf einige diese Fragen sind prüfungsrelevant. Formulieren Sie sie überlegt und sorgfältig.

Beispielsweise galt eine der Prüfungen, die ich betreut habe, einmal als nicht bestanden, weil der Bereich Pre-Training Planning und besonders der Teil, wo es um die Adaptierung der Inhalte an die Besonderheiten der Gruppe geht, von der Jury als unzureichend beantwortet empfunden wurde.

Das Formular ist in Englisch und muss auf Englisch ausgefüllt werden.[2] Hier ein ausgefülltes Exemplar von einer bestandenen Prüfung, das Sie als Vorbild nehmen können.

2. Die CompTIA-Formulare für das CTT+-Zertifikat waren bei Fertigstellung dieses Buchs noch in Englisch. Die Trainingsszene selbst kann aber seit Frühjahr 2004 in Deutsch aufgenommen sein.

Form C

Be sure to answer each question carefully since the scoring judges will review this form with the videotape. Some of the questions are directly linked to the skills being measured by this performance assessment. Type or print the answers in the space provided; scoring judges will not consider additional pages.

1a. What is the subject of the instructional module?

> **1. Basic log-in considerations and standard directory mappings for new New Horizons account executives**

1b. Check the most appropriate category for the videotape content.

______ Business & Management Related Skills

______ Process and Quality Programs

______ Career Development

______ Sales

______ Customer Service

______ Scientific

______ Facilitation Services

___x__ Software Related

______ Human Resources

______ Team Development

______ Leadership

______ Technological (Non-Software)

______ Marketing

______ Other

Pre-Training Planning

2. What were the learning objectives for this module as stated in the videotaped performance? (The response to this question provides evidence related to Pre-Training Planning SubDomain 1A.)

    1. **Understand what the log-in procedure is and why it is necessary.**

    2. **Know about standard file storage conventions within the company LAN and be able to use them.**

3. What are the relevant characteristics of the learners including their level of expertise in the content area? (The response to this question provides evidence related to Pre-Training Planning SubDomain 1A.)

    The users were newly employed New Horizons account executives with basic computer skills.

4. Specifically, how did you identify these characteristics? How did you gather the information? (The response to this question provides evidence related to Pre-Training Planning SubDomain 1A.)

    This was established in an introduction round at the beginning of the class.

5. What did you do to prepare for training this particular group of learners for this specific taping session? If you adapted the material or made adjustments, explain what you did and why. If you did not need to adapt it, explain why it was not necessary. NOTE: Your response to this question must match what scoring judges observe on the tape. (The response to this question provides evidence related to Pre-Training Planning SubDomain 1A.)

    The module is part of a general introduction into the usage of our IT at New Horizons Hamburg which I hold regularly for new employees. It was not necessary to adapt the content for this particular group.

6. Describe what you did to organize the class particularly as it relates to the portion of the course shown on the video. How do the

room layout and the equipment relate to the learning objectives of the videotaped segment? NOTE: Your response to this question must match what scoring judges observe on the tape. (The response to this question provides evidence related to Planning SubDomain 1B.)

A beamer and a flipchart (or a whiteboard) are standard equipment in New Horizons classrooms. I used the beamer to support my explanations with some powerpoint visuals. For the same purpose and for variation I had prepared some flip chart pages. At the end I used the flipchart to review what students had learned.

7. What might the learners have expected based on the pre-course announcement? How did you confirm what their expectations were and what did you do to meet them? NOTE: Your response to this question must match what scoring judges observe on the tape. (The response to this question provides evidence related to Planning SubDomain 1B.)

   For the whole class learners expected to acquire the necessary IT skills to perform their future job as New Horizons account executives. It is one element in a larger 4-weeks training schedule for new employees.

8. If this 20-minute segment is part of a longer course, how does it fit into the larger context of the training course?

   See above.

9. If you have stopped the tape, indicate the reason for the stop. (See page 22 for the rules about stopping the tape.) Be sure to explain what activities occurred during the time the tape is stopped. NOTE: A portion of the activity must be visible on the tape in order for the scoring judges to consider it as part of this performance assessment.

   The tape was not stopped in between.

Evaluation of the Training Event

10. To what extent does the videotape demonstrate how well you met the learning objectives for this module as it relates to the instruction shown in the module? NOTE: Your response to this question must match what scoring judges observe on the tape. (The response to this question provides evidence related to Evaluation of the Training Event SubDomain 5B.)

    Students were able to use the features taught quickly and without major problems. Additional questions were answered. The learning objectives were fully met.

11. How would you describe the success of this module? What activities worked well and why? What activities would you change and why? Be sure to include any activities that you added or adapted to meet learners' needs. NOTE: Your response to this question must match what scoring judges observe on the tape. (The response to this question provides evidence related to Evaluation of the Training Event SubDomain 5B.)

    The module was a full success. The students will be able to use the features taught in future.

12. Please provide any additional information you think the scoring judges should know about your performance as it relates specifically to this instructional module, this group of learners, this specific performance, and this Videotape Documentation Form.

    None.

A

Anhang

A.1 Ein für IT-Training wichtiger Kulturunterschied zwischen Deutschland und den USA

Die meiste Software kommt aus den USA. Dementsprechend kommen auch die Schulungskonzepte der Hersteller aus den USA. Es ist deshalb nützlich, sich einmal mit der Auffassung von Schulung und Ausbildung in den USA auseinander zu setzen.

In den USA gibt es außer der Universitätsausbildung für die akademischen Berufe kaum berufsvorbereitende Ausbildung. Auf jeden Fall ist sie nicht gesamtgesellschaftlich organisiert wie unser duales System aus staatlicher Berufsschule und privatwirtschaftlicher Lehrstelle. Stattdessen findet »Training on the Job« statt. Vermittelt werden dabei zu allererst »Skills«, Handhabungsschritte, die den »Trainee« möglichst schnell in die Lage versetzen sollen, seinen Job auszufüllen. Wissen, Erklärungen, Gründe belasten da nur.

Dazu passt ein typischer Vorwurf von Amerikanern an Europäer, besonders Deutsche: »Paralysis through Analysis« – »Vor lauter Den-Dingen-auf-den-Grund-Gehen kommt Ihr Krauts nicht zum Handeln!« Und da ist ja was Wahres dran: Während wir noch an der »besten« Lösung basteln, hat ein amerikanisches Unternehmen schon längst ein Produkt auf dem Markt, das »good enough« ist, und verkauft es erfolgreich.

Die amerikanische Auffassung von Ausbildung manifestiert sich natürlich auch in den offiziellen Schulungskonzepten und -unterlagen der Software-Häuser. Es geht um Skills, um Features, um das Lernen bestimmter Schrittfolgen.

Eine weitere Besonderheit im Schulungsbereich: Es gibt einen Beruf in den USA, den es in Deutschland nicht gibt: Instructional Designer. Ein Instructional Designer ist jemand, der ein Unterrichtskonzept bis zur Auslieferung entwickelt. Alles was damit zusammenhängt: Inhalte, Beispiele, Übungen, Testfragen, Teilnehmerunterlagen, Trainer-Kit mit Anweisungen zur Rauminstallation, Foliensatz usw.

In den USA fallen also Unterrichtsentwurf und »Auslieferung« durch einen Instructor auseinander. Diese Trennung ist dort allen bekannt und akzeptiert. Schulungsteilnehmer kaufen weniger eine Dienstleistung als ein klar definiertes Produkt, dessen Produkteigenschaften von der Bestellnummer, über die Seitenzahl der Schulungsunterlagen, bis zu einer stundengenauen Tagesagenda ihnen bekannt sind.

Amerikanische Teilnehmer stellen auch keine Fragen, die über den definierten Inhalt des Seminars hinausgehen. Sie wissen, dass sie das nicht gekauft haben. Auch vom Trainer erwarten sie nicht, dass er weitergehendes Wissen hat. Wichtig ist aber, dass er gute »Presentation Skills« zeigt und die Vorgaben des Trainerleitfadens unterhaltsam umsetzt.

Konsequenterweise brauchen amerikanische Trainer auch nie viel Vorbereitungszeit. Sie studieren an einem Tag den Trainerleitfaden, klicken alle Übungsbeispiele einmal durch – und halten am nächsten Tag den Kurs. Sie sind eben professionell und hoch befähigt in genau dieser einen Aufgabe: im Ausliefern eines Kurses, den jemand anderes geschrieben hat.

Dass das in Deutschland anders ist, brauche ich eigentlich niemandem zu sagen. Deutschen IT-Trainern anzudienen, sie sollten einen Kurs nur »ausliefern«, wäre eine Beleidigung sondergleichen. Deutsche Trainer verstehen sich zu allererst als Fachexperten. Bevor sie einen Kurs zum ersten Mal halten, haben sie die Software bis in ihre Innereien zehnmal auseinandergenommen. Sie kennen sämtliche Whitepapers, SIGs und FAQ-Boards zu dem Thema. Sie haben sich in ihrer Phantasie alle möglichen Fragen ausgedacht, die die Teilnehmer noch stellen könnten – und wissen die Antworten darauf. Wenn sie dann tatsächlich die Unterlagen der Hersteller in der Schulung benutzen müssen, kommentieren sie jede dritte Seite mit einem süffisanten Lächeln und einer Bemerkung, die ihr weitergehendes Wissen zur Schau stellt. »Hier steht zwar, dass das schon ab XX läuft, und das ist auch die richtige Antwort für den Test, aber ich empfehle Ihnen ...«

Und das ist genau das, was deutsche Kunden auch erwarten! Deutsche Kunden kaufen eben eigentlich keinen »Kurs«, kein vordefiniertes Produkt. Auch wenn sie formal einen MOC yyyy kaufen, weil es halt anders nicht zu haben ist, erwarten sie in Wirklichkeit den Nürnberger Trichter. Möglichst alles, was man über das Produkt lernen kann. Die Trainerfrage zu Beginn eines Technischen Seminars, »Wollen Sie nur den Test bestehen oder wirklich was lernen?« wird immer mit einem verständigen Lächeln beantwortet. »Natürlich wollen wir wirklich was lernen!« [1]

Insofern also ist eigentlich alles fein. Deutsche Trainer passen mit ihrer Auffassung wunderbar zu der deutschen Kundschaft. Amerikanische Trainer bedienen professionell den Bedarf der amerikanischen Kundschaft.

Schwierig wird es nur, wenn man mixen muss. Ich habe mal einem technischen Seminar beigewohnt, das ein deutscher Trainer für amerikanische Teilnehmer gehalten hat. Bei jeder zweiten Folie hat er die Teilnehmer gefragt, »Warum meinen Sie wohl, hat man das so gemacht?« Weil keine Antwort kam, ist der Trainer immer inquisitorischer geworden. »Na, überlegen Sie doch mal.« Nach kurzer Zeit haben die Teilnehmer dann einfach vollständig blockiert und überhaupt nicht mehr mit dem Trainer geredet.

Umgekehrt wirken amerikanische Trainer auf deutsche Teilnehmer oft »ein bißchen dünn« und bekommen entsprechende Beurteilungen im Bereich Fachwissen.

1. Ein Amerikaner würde fragen, »Wo ist der Unterschied?«

Ein Schluss aus dieser Betrachtung der Kulturunterschiede:

Tipp

Sparen Sie sich »deutsche« Kritik an amerikanischen Schulungsunterlagen.

Sie ist fehl am Platze. Amerikanische Schulungsunterlagen sind kein »Schrott«. Sie sind für das, was sie bezwecken, genau richtig.

Dafür, wie wir hier in Deutschland schulen, sind sie eben nur eine Ressource unter anderen.

A.2 Wie Sie Burnout vermeiden[2]

Beobachten Sie bei sich eines der folgenden Phänomene?

- Sie fallen mehr und mehr ins reine Vortragen zurück.
- Sie laden die Teilnehmer nicht mehr ausdrücklich zu Fragen ein und sind froh, wenn so wenig wie möglich Fragen kommen.
- Ihre Geduld mit dem Unverständnis einzelner Teilnehmer ist schnell am Ende.[3]
- Sie fragen die Teilnehmer »Habe ich das schon erklärt?«
- Wenn Sie in der Pause von einem Kollegen gefragt werden, »Was schulst Du heute?«, müssen Sie erst auf die Teilnehmerliste sehen.

Wenn Sie merken, dass sich diese oder ähnliche Verhaltensweisen bei Ihnen einschleichen, sind Sie von Burnout bedroht.

Die im Folgenden beschriebenen Ursachen für Burnout verweisen auch gleich auf die jeweilige Lösung.

2. Nach Elliott Masie
3. to wane: abnehmen, verschwinden, verblassen

Nicht immer wieder die gleiche Schulung halten

Wenn Sie wieder und wieder die gleiche Schulung halten – Großprojekt, 700 Teilnehmer, 70 Schulungstage quer durch die Republik – , sind Sie ein guter Kandidat für Burnout.

Tipp

Sie vermeiden Burnout durch Abwechslung.

Sprechen Sie mit Ihrem Trainingsmanager oder Einsatzleiter. Sie sollten mindestens zwischen zwei verschiedenen Schulungen wechseln können. Wenn das nicht geht, schaffen Sie Abwechslung innerhalb der einen Schulung. Entwickeln Sie deutlich unterschiedliche Konzepte: eins für ungerade Tage, eins für gerade Tage.

Die Inhalte müssen wahrscheinlich gleich sein. Das verlangt Ihr Auftraggeber. Aber die Reihenfolge oder den Medieneinsatz dürfen Sie variieren.

Was Sie an geraden Tagen ans Flipchart schreiben, verteilen Sie an ungeraden als Handout. Nehmen Sie unterschiedliche Übungsaufgaben, unterschiedliche Beispieltexte, andere Zahlenwerte. Machen Sie sogar unterschiedliche Witze.

Abwechslung entsteht auch, wenn Sie neben dem Training noch andere Aufgaben übernehmen. Nutzen Sie jede Gelegenheit! Bewerben Sie sich hausintern um Aufgaben wie eine neue Agenda für ein Seminar zu entwickeln, eine Schulungsunterlage auf eine neue Version upzudaten oder ein Layout für eine Veröffentlichung zu gestalten[4].

Sich qualifiziertes Feedback holen

Viele Trainer klagen, dass sie an einem Mangel an nutzbarem Feedback leiden. Die Bewertungsbögen der Teilnehmer geben selten

4. all but assured: so gut wie sicher

Impulse für eigene Verbesserung. Dafür sind ja auch nicht da, wie in Kapitel 2 erläutert.

Wir finden alle Befriedigung darin, dass wir uns in einer Aufgabe immer wieder verbessern. Ohne fachmännisches Feedback können wir das aber kaum feststellen. Wenn der Ansporn der möglichen Verbesserung ausbleibt, werden wir träge und nachlässig.

Tipp

Sie vermeiden Burnout, wenn Sie sich regelmäßig von einem Fachmann beobachten lassen und sich Feedback holen.

Der Beobacher kann ein Kollege sein (Peer) oder Ihr Trainings-Manager oder Vorgesetzter. Als Beobachtungskriterien können zum Beispiel die Tipps aus diesem Buch dienen. Geben Sie das Buch Ihrem Beobachtet und bitten Sie ihn beispielsweise »Achte mal darauf, ob ich die Sachen aus Kapitel 3 alle richtig mache.«

Tipp

Halten Sie nach der Schulung das Feedback schriftlich fest, indem Sie einen Brief an sich selbst schreiben. »Lieber [selbst], achte bitte darauf, dass du ...« und dann kommt eine Liste von Hinweisen, die Sie sich selbst geben wollen. Dann stecken Sie diesen Brief vollständig an Sie selbst adressiert in einen Briefumschlag und geben ihn Ihrem Beobachter. Bitten Sie ihn, Ihnen den Brief in drei Wochen später per Post zuzuschicken.

Das Einzelkämpferdasein aufbrechen

Viele Trainer führen ein Dasein als Einzelkämpfer, selbst wenn sie eigentlich Teil einer größeren Organisation sind. Um 9 Uhr geht die Tür des Schulungsraums zu. Wenn sie um 17:30 Uhr nach dem Aufräumen raus kommen, sind die meisten schon weg. Wenn ein Kollege fragt, »Wie ist es gelaufen?«, will er eigentlich nur »Super, alles grün!« hören.

Tipp

Sie vermeiden Burnout, wenn sie feste Gelegenheiten einrichten, wo sie mit anderen über Ihre Arbeit sprechen können.

Bitten Sie Ihren Vorgesetzten um einen regelmäßigen Termin für ein Trainermeeting. Wenn das nicht möglich ist, vielleicht weil sie Freiberufler sind, richten Sie einen Trainerstammtisch mit anderen Trainern ein.

Ein anderer Aspekt des Einzelkämpferdaseins ist Ihre eigene Weiterbildung. Sie verschaffen anderen ständig den Luxus der trainergeführten Ausbildung. Ihr eigenes Wissen erarbeiten Sie sich aber im Selbststudium.

Tipp

Sie vermeiden Burnout, wenn Sie selbst an Weiterbildungsseminaren teilnehmen.

Zweigen Sie einen Prozentsatz Ihrer Honorare ab und sparen Sie auf ein Methodikseminar: Metaplan, NLP, Sprechtechnik oder Ähnliches. Handeln Sie mit dem Seminaranbieter, für den Sie schulen, Sonderkonditionen für ihre eigene Seminarteilnahme aus.

Sich einen Entwicklungspfad vornehmen

Wer von uns hat schon als Kind seinen Eltern stolz verkündet »Wenn ich groß bin, werde ich Software-Trainer.«. Die meisten von uns sind eher zufällig in diesen Beruf gerutscht. Und die wenigsten haben einen klaren Karriereplan vor Augen.

Tipp

Sie vermeiden Burnout, wenn Sie sich einen klaren Entwicklungspfad vornehmen.

Setzen Sie sich klare Karriereziele: Welche Zertifizierungen wollen Sie erlangen? Bis wann? Wie müssen Sie sich dafür ausbilden? Welche Prüfungen müssen Sie absolvieren? Machen Sie sich einen Projektplan! Wollen Sie als IT-Trainer in Rente gehen? Welche Positionen können Sie mit Ihrem hohen Fachwissen und Ihrer großen Kommunikationskompetenz noch besetzen?

Diversity, observation, support and career development will make the roles of computer trainer and help desk staff more enjoyable and more effective. Burnout will always be an issue in our profession. Our Project is committed to an open discussion of the costs of burnout, most of which are preventable by individual and organizational commitment to the professional nature of our jobs.

A.3 Literatur

Ich finde es unmodern, hier ein Liste anderer Bücher zum Thema abdrucken zu lassen. Sie wäre ja notwendigerweise statisch und würde nur die üblichen bibliografischen Angaben wie Autor, Titel, Erscheinungsjahr enthalten. Im Web gibt's viel mehr. Da sieht man das Cover, den Klappentext, oft das Inhaltsverzeichnis und manchmal sogar Auszüge einzelner Kapitel.

Meiner Kenntnis nach gibt es nicht viele Bücher, die so breit in Trainingsmethodik ausbilden, wie das, was ich hier vorlege. Allerdings gibt es viele gute Beiträge zu Teilaspekten. Stöbern Sie einfach ein bißchen. Nützlich dafür ist die Funktion »Kunden, die dieses Buch gekauft haben, haben auch diese Bücher gekauft:« Damit hat man schnell eine Liste von interessanten Titeln zusammen.

Tipp

Solange es mein Buch noch nicht gab, habe ich Trainern, die ich ausgebildet habe, immer das Werk von **Uwe Lehnert »Der EDV-Dozent«** empfohlen.

Das Einzige, was zu diesem Buch kommentierend zu sagen ist, ist: Lehnert ist halt Professor für Erziehungswissenschaften und sitzt in der Rost-/Silberlaube an der FU Berlin – und das Buch ist eben wie von einem, der Prof. für Erziehungswissenschaften ist und in der Rost-/Silberlaube an der FU Berlin sitzt. Mit einem Wort: Es ist ein empfehlenswertes Gegenstück zu den Praxiserfahrungen hier.

Wer Englisch kann, dem empfehle ich die Bücher von **Bob Pike** (siehe nächsten Abschnitt).

Ausdrücklich hinweisen möchte ich aber auf zwei Bücher von Egon Aderhold zum Thema Sprechtechnik, die mir von Schauspielprofis empfohlen worden sind. Dieser Bereich liegt ja etwas abseits und Sie stolpern vielleicht nicht so leicht im Web darüber.

Sprecherziehung des Schauspielers

Grundlagen und Methoden

Egon Aderhold

321 Seiten, € 19,80

ISBN 3-89487-004-4, Henschel, Berlin 1998

Sprecherzieherisches Übungsbuch

Aderhold, Egon & Wolf, Edith

127 Seiten, € 16,90

ISBN 3-89487-035-4, Henschel, Berlin 2002

A.4 Links

Für Web-Links gilt Ähnliches wie zur Literaturliste. Wer weiß schon, ob die Links noch funktionieren, wenn das Buch gedruckt ist? Ich will aber trotzdem zwei Empfehlungen aussprechen:

www.masie.com

Das ist die Seite von **Elliott Masie**.

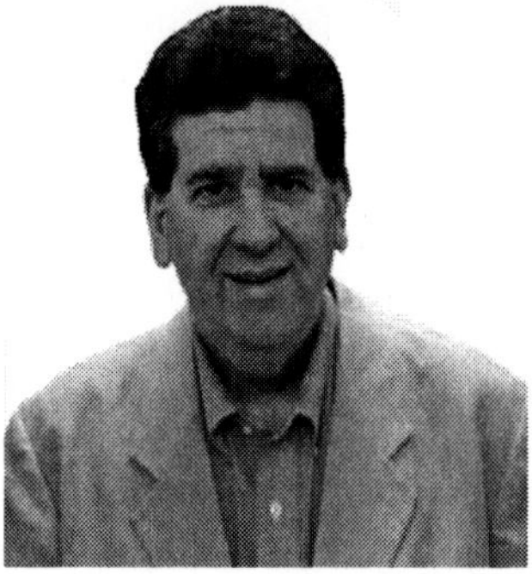

Abbildung 1.1: Masie: eLearning-Guru und Erfinder des Sneaker-based Trainings

Elliott Masie ist in den USA und weltweit DER Guru für technologiegestütztes Lernen. Er begleitet E-Learning oder Online-Training, oder wie immer man es nennen will, seit den Anfängen. Er organisiert Kongresse, zu denen er die gesamte Fachwelt zusammenholt, und er ist ein sehr gefragter Key-Note-Speaker. Sein Newsletter informiert erstklassig über alle Tendenzen, Konzepte und Entwicklungen im Bereich E-Learning und Blended Learning. Wer als IT-Trainer auf der Höhe der Zeit sein will, sollte hier öfter vorbeischauen und den Newsletter abonnieren und lesen.

Masie ist übrigens auch Erfinder des »Sneaker-based«-Trainings. Darunter versteht man, dass ein Trainer in Kundenräumen auf Abruf für spontane Trainings- oder Coachingeinheiten am Arbeitsplatz zur Verfügung steht. Wer immer mit einer Software ein Problem hat oder eine bestimmte Aufgabenstellung schnell lösen will, kann ihn rufen.

Damit er dann flott zur Stelle ist, sollte er Turnschuhe (sneakers) tragen.

Bei New Horizons verkaufen wir diese Dienstleistung sehr erfolgreich unter dem Namen »Floor-Walker«.

www.bobpikegroup.com

Das ist die Seite von **Bob Pike**.

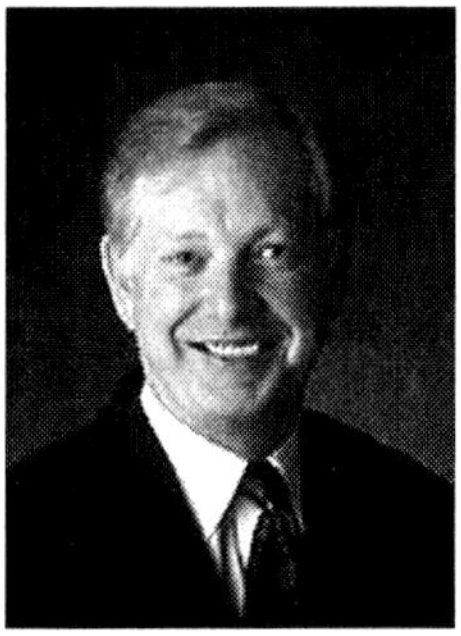

Abbildung 1.2: Bob Pike: Creative Training Techniques – CTT ohne plus

Bob Pike ist in den USA DER »Train-the-Trainer«-Trainer. Er ist seit 1969 im Geschäft, hat 20 Bücher geschrieben und muss schon Zigtausende von Trainern ausgebildet haben.

Sehr empfehlenswert sind seine CTT – »Creative Training Techniques«. Hier finden Sie Futter, wenn Sie die Tipps aus diesem Buch alle durch haben.

Als drittes sei noch einmal auf die Webseite von CompTIA verwiesen. Dort finden Sie die aktuellen Prüfungsbedingungen zum CTT+-Zertifikat: `www.comptia.org`

Stichwortverzeichnis

I

J

K

L

M

N

O

P

Q

R

S

T

U

V

W

Z